AF325048

LES
CORPS ÉTRANGERS MAGNÉTIQUES
INTRA-OCULAIRES
ET LEUR EXTRACTION

DU MÊME AUTEUR

Vaste ulcération de la région fronto-naso-palpébrale de nature épithéliale chez une syphilitique avec ouverture des sinus frontaux. *Bulletin de laryngologie, otologie et rhinologie*, 1er janvier 1906.

Le retournement de la paupière supérieure. *Presse médicale*, 11 avril 1906.

Des hémorragies rétiniennes dans la compression du thorax. Thèse de Paris, 1906 et *Annales d'oculistique*, mai 1906.

Sur une forme particulière de conjonctivite aiguë avec follicules. *Annales d'oculistique*, janvier 1907.

Sarcome de la choroïde (En collaboration avec M. le Dr Montus). *Société anatomique*, 15 février 1907.

Dermoïde de la conjonctive et nœvus pigmentaire de la paupière et du front. *Soc. d'ophtalmologie de Paris*, 5 mars 1907.

Epithélioma des paupières propagé à l'orbite (En collaboration avec M. le Dr Montus). *Soc. anatomique*, 8 mars 1907.

Enorme kyste huileux de l'orbite et du crâne (En collaboration avec M. le Dr Chevallereau). *Société française d'ophtalmologie*, Paris, mai 1907.

LES
CORPS ÉTRANGERS MAGNÉTIQUES

INTRA-OCULAIRES

ET LEUR EXTRACTION

PAR

LE DOCTEUR RAYMOND BÉAL

ANCIEN INTERNE DES HÔPITAUX DE PARIS
ANCIEN ASSISTANT D'OPHTALMOLOGIE DES HÔPITAUX DE PARIS

PARIS

G. STEINHEIL, ÉDITEUR

2, RUE CASIMIR-DELAVIGNE, 2

—

1908

LES
CORPS ÉTRANGERS MAGNÉTIQUES
INTRA-OCULAIRES
ET LEUR EXTRACTION

AVANT-PROPOS

Malgré les publications nombreuses auxquelles la question des corps étrangers magnétiques intra-oculaires a donné lieu, on est étonné de voir combien peu leur étude et celle de leur extraction est faite dans nos livres ou manuels classiques, et cependant il s'agit d'une question dont l'importance pratique devient de plus en plus grande.

La littérature française comprend çà et là quelques cas isolés d'extraction de corps magnétiques par l'aimant. Mais c'est surtout à l'étranger que le procédé est étudié à fond et expérimenté depuis déjà longtemps. En France on n'emploie guère que le petit électro-aimant de Hirschberg ; l'aimant géant est peu connu, du moins pratiquement. Depuis

Béal   1

huit ans, notre maître, M. Morax, possède dans son service de Lariboisière, outre l'aimant de Hirschberg, le gros électro-aimant de Volkmann. C'est pour exposer les cas que nous avons vus, pour fixer la technique et les indications opératoires que nous avons entrepris ce travail.

Cette étude est une étude clinique. Après avoir montré quelle marche il faut suivre pour arriver au diagnostic, après un chapitre rapide sur le pronostic, nous fixerons, après description des électro-aimants, la technique opératoire et les indications respectives de chacun des modes d'extraction.

Il nous a semblé qu'en dehors des chapitres consacrés à cette question dans les grands traités, il y avait place pour un exposé clinique comportant toutes les indications techniques qui sont généralement négligées et qui ont cependant une importance de premier ordre. Nous espérons ainsi éviter quelques tâtonnements à ceux qui se trouvent en présence de corps étrangers intra-oculaires magnétiques et n'ont pas l'expérience des procédés modernes d'extraction.

CHAPITRE PREMIER

DIAGNOSTIC

Quand un malade a subi un traumatisme oculaire et qu'il présente une plaie du globe, il faut toujours se demander s'il y a un corps étranger profond. Le diagnostic de la présence se fait parfois en même temps que celui du siège et nous ne saurions les séparer.

Les commémoratifs sont importants à connaître. Si le malade raconte qu'il a eu l'œil blessé par un éclat de fer volumineux qui est retombé après l'avoir frappé, il y a des chances pour qu'il n'y ait pas de corps étranger intra-oculaire. Mais il faut bien savoir que les dires du malade ne doivent pas être pris au pied de la lettre. Un de nos malades nous disait qu'il avait reçu sur son œil un éclat de fer volumineux qui avait produit un choc violent, mais qui, vu son volume, n'avait pu pénétrer. L'approche de l'aimant de Volkmann montra la présence d'un corps magnétique de 0.03 centigr. qui fut extrait.

Il est d'ailleurs facile de comprendre que le patient ne peut donner des renseignements précis. L'accident est si subit qu'il ne peut se rendre un compte exact de ce qui s'est passé.

Il faut néanmoins l'interroger plus complètement, savoir quelle direction a prise le corps étranger, s'il est entré de bas en haut, de haut en bas, de face, si la vision a été troublée immédiatement. Mais ce sont les symptômes physiques seuls qui peuvent nous permettre de faire le diagnostic.

La première question à nous poser est la suivante : *la plaie est-elle pénétrante ou non ?*

Parfois le diagnostic est évident, les lèvres de la plaie bâillent largement. Il n'en est pas toujours ainsi ; la plaie peut être minime, punctiforme, cachée par une ecchymose sous conjonctivale. Dans ces cas nous devons rechercher d'abord la *tension oculaire.*

Est-elle fortement diminuée, il y a plaie pénétrante et partant possibilité de corps étanger. Est-elle normale ou à peu près, il nous est impossible de nous prononcer nettement, certaines plaies pénétrantes très étroites n'entraînant pas d'hypotension ou une hypotension très légère. L'examen complet de l'œil, la présence d'une cataracte, d'une plaie des membranes profondes, les symptômes d'infection permettent le plus souvent de faire le diagnostic. D'ailleurs il faut bien savoir qu'une plaie peut être pénétrante sans qu'il soit possible de l'affirmer; même dans ces cas il faudra rechercher la présence d'un corps étranger.

Continuons notre examen clinique.

Deux cas sont à distinguer :

1° *Les milieux de l'œil sont restés transparents.*

2° *Les milieux sont opaques.*

Cette distinction est capitale au point de vue du diagnostic.

Dans le premier cas, le diagnostic est facile ; on peut savoir non seulement s'il y a un corps étranger mais encore où il est.

Dans le second il ne faut guère penser qu'à faire le diagnostic de la présence. Quant au diagnostic du siège, c'est tout au plus si on peut dire qu'il est dans la chambre antérieure ou postérieure. Les rayons X seuls peuvent dans certains cas permettre de le localiser d'une façon certaine.

§ 1. — Les milieux sont transparents.

Ils peuvent l'être dans *deux cas* bien différents :

1° L'accident vient de se produire ; il n'y a ni hémorragie, ni cataracte traumatique, ni infection ;

2° L'accident est survenu il y a déjà plusieurs jours, plusieurs semaines, plusieurs années parfois. Au moment de l'accident, les symptômes ont été peu marqués, le malade ne s'en est pas inquiété et il vient aujourd'hui pour des troubles variables, tardifs, lointains, qu'il rapporte généralement et avec raison au traumatisme qu'il a subi autrefois.

Dans ces deux cas, le diagnostic est généralement facile, plus cependant dans le premier. Quand l'accident est déjà ancien, le corps étranger peut s'être enkysté ; le clinicien est alors souvent embarrassé sur la nature de ce qu'il voit dans l'œil du patient.

La première chose à faire, c'est de chercher la *porte d'entrée*.

Est-elle au niveau de la cornée, le corps étranger est dans la chambre antérieure ou postérieure, dans le cristallin ou dans les membranes oculaires.

Est-elle dans la sclérotique, il siège dans le vitré ou dans les membranes.

Que la porte d'entrée soit cornéenne ou scléroticale, il est rare que le fragment métallique perfore à nouveau la coque oculaire ; ou il s'arrête dans les milieux de l'œil, ou il y retombe après avoir fait ricochet sur les membranes. Il faut toujours rechercher avec grand soin ces plaies scléroticales. Elles peuvent passer inaperçues ; on a une plaie de la conjonctive, une ecchymose sous-conjonctivale ; si la vue n'est pas troublée, on croit à une plaie de la conjonctive et on laisse le corps étranger dans l'œil.

La recherche de la tension oculaire faite de parti pris nous donne de sérieuses indications cliniques.

Pour parfaire son diagnostic il faut, après avoir aseptisé le globe, bien voir si, par-dessous la plaie conjonctivale, il n'y a pas une plaie de la sclérotique, en écartant les lèvres de la plaie et en débridant au besoin la conjonctive. La plaie scléroticale apparaît comme une ligne noire, comme un point noir plus ou moins volumineux au niveau duquel fait souvent saillie une goutte de vitré.

Dans certains cas, la porte d'entrée est introuvable. Chez un de nos malades nous n'avons pu trouver aucune porte d'entrée cornéenne ou scléroticale. L'aiguille du sidéroscope subissait une déviation de 1 millimètre et après énucléation nous constatâmes la présence d'un corps étranger métallique. Tel est encore le cas d'une observation de W. Koster (*Soc. néerlandaise d'opht.*, 19ᵉ séance tenue à l'hôpital de l'université de Leyde le 2 juin 1901). Le malade avait une petite blessure de la paupière inférieure. Iris, cristallin normaux, rien qu'une bulle d'air dans la chambre antérieure. Introduction sans résultat de l'aimant de Hirschberg. Peu à peu l'acuité baisse, et trois mois après, énucléation. L'œil contenait implanté dans la sclérotique un éclat de fer de 4 millimètres de long sur 1 millimètre de large.

Nous savons qu'il y a une plaie pénétrante. *Y a-t-il un corps étranger profond ?*

Le corps étranger est :

1º Dans l'épaisseur de la cornée ou de la sclérotique ;

2º Dans le segment antérieur ;

3º Dans le segment postérieur.

1. — LE CORPS ÉTRANGER EST DANS L'ÉPAISSEUR DE LA CORNÉE OU DE LA SCLÉROTIQUE.

Dans la cornée le fragment métallique peut être plus ou moins profondément placé, contenu tout entier dans la cornée ou au contraire faisant saillie par l'une de ses extrémités dans la chambre antérieure ou en dehors. Le diagnostic se fait d'emblée par l'examen à l'éclairage ordinaire complété par l'examen à l'éclairage oblique. Il n'y a pas lieu d'insister.

Il n'en va pas de même pour les corps étrangers *intra-scléroticaux*. Nous avons vu avec quelle facilité on pouvait laisser passer inaperçue une plaie scléroticale cachée sous une ecchymose sous-conjonctivale. Ce n'est pas tout ; il faut savoir distinguer la porte d'entrée scléroticale d'un corps étranger. Ce diagnostic paraît devoir se faire à première vue. Il n'en est rien car le fragment et la plaie scléroticale se présentent souvent sous la forme d'une ligne ou d'un point noir; cette coloration est due dans le premier cas à la couleur du corps étranger, dans le second à une hernie du tractus uvéal. — La tension donne de précieuses indications : le fragment est-il intra-sclérotical, la tension est normale ; le fragment est-il dans l'œil, la tension est diminuée, du moins dans les cas récents. S'il reste quelques doutes, on est autorisé à palper la plaie avec un stylet mousse qui donne ou non la sensation d'un éclat métallique.

2. — LE CORPS ÉTRANGER EST DANS LE SEGMENT ANTÉRIEUR.

Le diagnostic est généralement facile. L'examen à l'œil nu, à l'éclairage oblique, au miroir plan, permet de diagnostiquer la présence d'un corps étranger et d'en préciser le siège. Il peut être :

1° Dans la chambre antérieure ;

2° Dans l'iris ;

3° Dans le cristallin.

1° Dans la *chambre antérieure*, le corps magnétique tombe le plus souvent au point le plus déclive, à la partie inférieure de l'angle irido-cornéen. C'est là qu'il faut le rechercher et avec soin, car il peut passer inaperçu. Il faut regarder de haut en bas, fouiller avec l'éclairage oblique la partie de la chambre antérieure cachée par le limbe. Si le fragment n'est pas visible, on fait coucher le malade, la tête plus basse que le corps ; l'éclat métallique, lorsqu'il n'est pas enkysté, pourra se déplacer et venir se montrer sur la face antérieure de l'iris. Cette recherche attentive sera faite lorsque le malade présentera une porte d'entrée cornéenne sans lésions de l'iris ou du cristallin ; dans ce cas le fragment ne peut être que dans la chambre antérieure.

2° *Un corps étranger de l'iris* ne peut être confondu qu'avec une plaie ou une tache pigmentaire de cette membrane.

Une plaie irienne peut simuler un corps étranger ; cependant à un éclairage oblique intense et en grossissant l'image avec une forte lentille, on voit nettement la plaie se dessiner en creux et le fragment en saillie. De plus s'il y a plaie de l'iris, il y a le plus souvent cataracte traumatique. Le microscope cornéen au besoin lèverait tous les doutes.

Les taches pigmentaires se distinguent plus facilement ; elles ne font pas saillie, les parties qui les entourent sont absolument normales, elles sont congénitales.

3° *Les corps étrangers du cristallin* sont faciles ou difficiles à déceler, suivant que la lentille est transparente ou opaque. On sait en effet que l'opacification du cristallin peut ne pas se produire ou être très circonscrite même dans des cas anciens ; le fragment se voit alors facilement. D'autre part la cataracte traumatique peut se former très rapidement en quelques heures et masquer le corps étranger : une cataracte traumatique n'est d'ailleurs pas synonyme de corps étranger du cristallin ; elle signifie simplement que la cristalloïde a été déchirée.

Avant de rechercher le fragment dans la lentille cristallinienne, il est indispensable d'instiller de l'atropine. De cette façon on pourra examiner non seulement la zone pupillaire centrale du cristallin, mais aussi sa zone rétroirienne, périphérique, jusqu'à son équateur.

L'éclairage oblique, le miroir plan ou le miroir concave suffisent dans presque tous les cas à faire le diagnostic de la présence du corps étranger. Les mouvements parallactiques permettent d'en préciser la situation par rapport, d'une part aux faces antérieure et postérieure du cristallin, d'autre part aux différents points de sa circonférence. Pouzol recommande l'éclairage orthoscopique et l'éclairage rétrograde.

« L'emploi de l'orthoscopie, dit Pouzol, est plus avantageux pour les raisons suivantes : la source lumineuse des orthoscopes peut être déplacée avec une extrême facilité et mise très près de l'œil observé ; les faisceaux lumineux directs qui en émanent sont projetés par le dioptre cornéen sur le champ pupillaire de telle sorte qu'ils peuvent occuper, par rapport aux lignes visuelles de l'observateur, toutes les positions, depuis celle utilisée dans l'éclairage oblique ou latéral jusqu'à une position tangentielle par rapport aux lignes visuelles. C'est là que réside un des avantages précieux de l'éclairage orthoscopique. La facilité avec laquelle la source lumineuse électrique est déplacée permet de donner aux rayons une incidence favorable pour l'éclairage des diverses couches du cristallin et pour apprécier sa translucidité. Si un corps étranger se trouve placé au sein des zones cristalliniennes troubles, il se détache avec une netteté parfaite.

« Un autre avantage réside dans l'exploration de la périphérie du cristallin et des couches équatoriales de la lentille. On peut, en effet, rapprocher très près de l'œil observé la lampe orthoscopique électrique et donner aux faisceaux lumineux une incidence très oblique par rapport au plan cristallinien. Dans ces conditions, si un corps étranger se trouve logé dans la zone périphérique, il se détachera avec une extrême netteté et l'on pourra s'en rendre compte en faisant subir de légers mouvements à la lampe orthoscopique. »

L'éclairage rétrograde du cristallin se fait ici comme pour le diagnostic des tumeurs intra-oculaires. On se sert des diaphanoscopes de Rochon-Duvigneaud, Birnbacher, Aubaret. Il suffit d'appliquer l'extrémité éclairante de l'appareil sur la sclérotique, la pupille s'éclaire et s'il y a un corps étranger celui-ci se projette en noir sur la lueur rouge de la pupille. Dans les tumeurs intra-oculaires on applique le diaphanoscope au point de la sclérotique qui répond au siège de la tumeur ; ici on met l'appareil au niveau du point le plus accessible, c'est-à-dire de la partie externe de la sclérotique.

En pratique, l'examen à l'éclairage oblique, au miroir plan ou concave, suffit. Ce n'est que dans les cas plus difficiles, quand il y a cataracte traumatique avancée surtout, qu'il faut recourir à l'éclairage orthoscopique et à l'éclairage rétrograde.

Quel que soit le procédé employé, le corps étranger apparaît sous la forme d'un corps noir ou à reflet métallique. Cependant dans certains cas on peut confondre une opacité cristallinienne localisée avec un corps étranger. Nous avons vu récemment un malade qui, quelques heures auparavant, avait reçu en burinant un éclat métallique dans l'œil. L'examen à l'éclairage oblique sans dilatation atropinique montrait une plaie cornéenne, une opacité cristallinienne de 1/2 millimètre de diamètre sous la cristalloïde antérieure. L'éclairage au miroir plan décelait à la face postérieure du cristallin un point noir de 1 millimètre de diamètre. La plaie cornéenne, l'opacité cristallinienne antérieure, et le point noir visible à la face postérieure étaient sur une même ligne antéro-postérieure. Fond normal, milieux normaux, champ visuel normal. Nous diagnostiquâmes un corps étranger situé à la face postérieure du cristallin et nous tentâmes l'extraction à l'électro-aimant. Aucun résultat ne fut obtenu. Le lendemain nous réexaminâmes le malade après dilatation atropinique. L'éclairage oblique nous montra que ce que nous avions pris pour un corps étranger était une opacité cristallinienne postérieure ; l'opacité formait un point blanc n'ayant aucun caractère d'un fragment métallique. La partie du cristallin intermédiaire aux deux opacités cristalliniennes antérieure et postérieure était parfaitement transparente.

En somme rien de plus facile que de poser un diagnostic précis dans le cas de corps étranger du segment antérieur quand les milieux sont transparents.

3. — LE CORPS ÉTRANGER EST DANS LE SEGMENT POSTÉRIEUR.

S'il n'y a rien dans la chambre antérieure, on doit pousser plus loin ses investigations et le chercher dans le segment postérieur.

Quelques auteurs ont signalé l'existence d'un fait dont on a voulu faire un symptôme. Le malade voit son corps étranger remuer avec les mouvements de l'œil ou de la tête ; il a une mouche volante dans son champ visuel. Ce symptôme est très rare et n'a pas d'importance clinique ; les malades peuvent se plaindre parfois de voir des mouches volantes sans qu'il y ait de corps étranger, après une forte contusion du globe par exemple. Ce sont le plus souvent des hémorragies qui se produisent dans le vitré ; mais alors les milieux ne sont pas nettement transparents.

Ici encore c'est l'*examen physique* qui fait faire le diagnostic.

Et d'abord il faut chercher s'il n'y a pas une plaie de l'iris. Existe-t-elle, c'est qu'il y a un corps étranger en arrière et il reste *deux moyens* pour s'en assurer :

1° L'examen ophtalmoscopique ;

2° L'étude du champ visuel.

Nous étudierons plus loin les autres moyens de faire notre diagnostic de corps étranger magnétique, quand les choses seront plus complexes, quand les milieux seront troubles.

1. EXAMEN OPHTALMOSCOPIQUE. — Quand les milieux sont transparents, l'ophtalmoscope permet de répondre à quatre questions :

1° Est-ce un corps étranger ?

2° Est-il mobile ?

3° Est-il magnétique ?

4° Quelle est sa situation exacte ?

1° *Est-ce un corps étranger ?* — L'aspect des corps étrangers vus à l'ophtalmoscope est très variable. Le plus souvent le fragment apparaît sous la forme d'un corps noir nettement visible. Lorsqu'il est enkysté il revêt une coloration grisâtre. Dans un cas de Röhmer (*Annales d'oculistique*, mars 1896) le corps étranger était accompagné de petits globules brillants, translucides, qui étaient des bulles d'air. Quel que soit l'aspect du fragment, le diagnostic est facile et on ne saurait le confondre avec une tache de choroïdite ou un corps flottant volumineux et compact.

2° *Est-il mobile ?* — La mobilité du corps étranger a une grosse importance au point de vue du pronostic et du traitement. Un corps mobile est d'un pronostic plus grave à cause des traumatismes répétés qu'il exerce sur les membranes oculaires ; par contre, il s'extrait plus facilement. Un corps étranger fixe est mieux supporté, mais il est plus difficile de l'enlever.

La recherche de cette mobilité se fait comme pour les flocons vitrés. Le fragment reste-t-il immobile quand on fait subir à l'œil un mouvement brusque, il est fixe. Dans le cas contraire il est mobile. Généralement au début le corps étranger se meut suivant une même ligne, celle qu'il a suivie dans son mouvement de pénétration. Plus tard, le vitré se ramollit et il se meut dans tous les sens. S'il est fixe immédiatement après le traumatisme, il reste fixe plus tard.

3° *Est-il magnétique ?* — Rien n'est plus facile que de savoir si ce corps étranger est magnétique lorsqu'il est mobile. Pendant qu'on l'examine à l'ophtalmoscope il suffit d'approcher du globe le petit électro-aimant d'Hirschberg. Le fragment, s'il est magnétique, est nettement attiré par l'aimant.

Si au contraire le fragment est fixe, il ne subit pas de déviation sous l'influence du petit aimant. On pourrait approcher de l'œil le gros aimant, mais outre que l'examen de l'œil serait difficile à faire en même temps, cette recherche n'est pas indispensable. En cas de doute sur la nature magnétique du corps étranger, on appliquera le gros aimant comme il sera indiqué plus loin.

4° *Quelle est sa situation exacte ?*— Schlösser emploie un procédé peu recommandable à notre avis. Il localise à peu près le corps étranger à l'ophtalmoscope. Il enfonce à ce niveau une aiguille qu'il localise également à l'aide du miroir. Si elle n'est pas au contact du corps étranger, il en enfonce une seconde et au besoin une troisième. On finit généralement par arriver au contact de l'éclat magnétique. Cette méthode ne doit pas être employée. On crée ainsi des nouveaux traumatismes du vitré et de la sclérotique et nous verrons que cette recherche à tout prix de la position exacte du corps étranger est inutile.

Terrien (1) indique un procédé plus simple et au moins aussi précis. Connaissant le diamètre de la papille 1 mm. 5, la distance qui sépare ses bords du limbe scléro-cornéen, 23 millimètres du côté temporal et 20 du côté nasal, rien n'est plus simple que de déduire la position du corps étranger en calculant le nombre de diamètres papillaires qui séparent le fragment métallique de la papille.

Ce procédé n'est pas rigoureusement précis. Pratiquement il est suffisant ; mais il n'est applicable que lorsque le corps étranger est appliqué ou à peu près contre la rétine.

(1) Terrien, *Chirurgie de l'œil et de ses annexes* (du Traité de médecine opératoire et de thérapeutique chirurgicale publié sous la direction de Berger et Hartmann, Paris, G. Steinheil, 1901).

Quand il est dans le vitré, le faisceau lumineux le projette sur un point de la rétine beaucoup plus rapproché de la papille qu'il ne l'est en réalité.

L'examen ophtalmoscopique peut ne montrer aucun corps étranger. C'est que, ou bien il est tout à fait à la périphérie, entre la base de l'iris et l'ora serrata, ou bien il est sorti du globe pour passer dans l'orbite. Dans ce dernier cas, on trouve dans le fond de l'œil une plaie nettement visible des membranes profondes de l'œil, plaie qui indique le point de sortie. Ce n'est pas une preuve absolue. Le corps étranger peut venir frapper les membranes oculaires, y produire une lésion nettement visible à l'ophtalmoscope, et rebondir en arrière pour tomber dans le vitré.

2. Examen du champ visuel. — Le corps étranger donne lieu à un scotome, mais souvent il est aussi et plus difficile de trouver le scotome que de voir le corps étranger à l'ophtalmoscope. Les deux examens peuvent se contrôler l'un l'autre et l'appréciation du siège devenir ainsi plus exacte. On sait en effet que la distance qui sépare le corps étranger du limbe scléro-cornéen peut être connue approximativement si on se rapporte aux tableaux de Donders.

Situation du scotome dans le champ visuel Côté temporal	Distance du point correspondant de la rétine au limbe cornéen Côté nasal Millim.
90°.	8
80°.	9.3

Béal 2

70°.	11.2
60°.	13.2
50°.	15.3
40°.	16.2
20°.	19
Côté nasal	Côté temporal
70°.	11.6
60°.	13.5
50°.	15.7
40°.	17.2
20°.	18.2

En somme le diagnostic est facile. Seule la localisation est plus délicate, mais elle n'est pas indispensable car, à notre avis, la meilleure méthode d'extraction est l'extraction avec l'aimant géant qui a l'avantage de ne pas nécessiter de localisation précise.

§ 2. — Les milieux sont troubles.

La question devient beaucoup plus complexe quand les milieux ont perdu leur transparence.

Les milieux peuvent être troubles pour *plusieurs raisons :*

Aussitôt après l'accident c'est surtout une hémorragie intra-oculaire, parfois une cataracte traumatique.

Le lendemain de l'accident, ou il y a infection ou il n'y a pas infection. S'il n'y a pas d'infection, ce sont les mêmes causes que plus haut qui troublent les milieux. S'il y a infection, la cornée se trouble, l'iris est terne, l'hypopyon apparaît. Si dans ces conditions on trouve une plaie pénétrante du globe, parfois cicatrisée d'ailleurs, on peut, tenant compte des antécédents, affirmer presqu'à coup sûr le diagnostic de corps étranger profond.

Pour arriver au diagnostic nous avons *quatre groupes de procédés* :

1° Examen clinique proprement dit ;

2° Appareils spéciaux ;

3° Rayons X ;

4° Electro-aimant géant.

Nous ne parlerons pas de l'exploration directe. Fuchs recommande, lorsque la plaie est béante et large, de chercher à saisir le corps étranger avec un instrument aseptique. L'œil est généralement perdu dans ces cas, mais il est inutile d'ajouter un nouveau traumatisme, d'autant plus qu'il est bien rare qu'on tombe [directement sur le corps étranger.

I. — EXAMEN CLINIQUE PROPREMENT DIT.

a) L'étude du champ visuel est très importante pour Berlin. Pour lui l'existence d'un rétrécissement à la partie supérieure du champ visuel est un gros élément de diagnostic. Il indique une plaie pénétrante avec hémorragie consécutive, le sang tombe à la partie déclive du corps vitré et empêche les rayons lumineux venant d'en haut d'être perçus. Ce fait est vrai, mais, outre qu'il n'est pas constant, l'hémorragie et le rétrécissement supérieur du champ visuel peuvent exister sans qu'il y ait de corps étranger intraoculaire.

b) Pour Artl la présence et le siège du corps étranger peuvent se diagnostiquer par la douleur localisée de la sclérotique sous la pression de l'extrémité mousse d'un instrument tel qu'une sonde, un stylet. Ce procédé n'est pas d'une certitude absolue, mais ce symptôme existe parfois très nettement.

En mars 1904 nous avons vu aux Quinze-Vingts un malade qui, au mois de mai 1903, avait reçu un corps étranger métallique dans l'œil gauche. Une légère pression en un point bien déterminé du globe réveillait une douleur nettement localisée, une sensation de piqûre que ne provoquait en aucun autre point une pression même plus forte. L'œil fut énucléé et on trouva au point douloureux un fragment métallique fiché dans les membranes oculaires. Un tel symptôme chez un malade qui a reçu un corps étranger dans l'œil doit faire penser que le fragment siège en ce point.

2. — Appareils spéciaux (magnétomètres, sidéroscopes, sidérophone).

Le magnétomètre de Gérard, les sidéroscopes d'Asmus et de Dœrffel-Hirschberg sont fondés sur le même principe : le déplacement d'une aiguille aimantée sous l'influence du corps étranger.

Cette idée est due à Pooley. Il rechercha l'action du fragment métallique sur l'aiguille d'une boussole. Le procédé était imparfait, insuffisant, mais l'idée était lancée. Le sidéroscope d'Asmus le plus employé vint perfectionner la méthode.

1. Magnétomètre de Gérard. — *a*) DESCRIPTION. — Le magnétomètre de Gérard se compose d'un pied à 3 vis

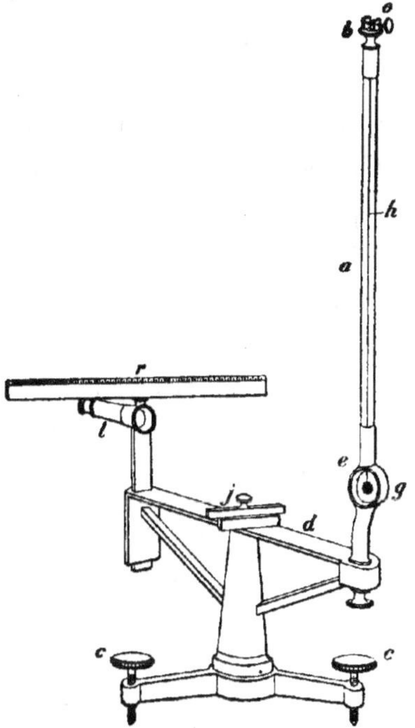

Fig. 1. — Magnétomètre de Gérard.

a. Colonne en verre ; *b*. bouton ; *c. c.* vis calantes ; *d*. barre horizontale en cuivre ; *g*. équipage mobile ; *h*. fil de cocon ; *j*. petit aimant ; *l*. lunette ; *r*. règle graduée.

calantes (*c*), d'une chambre contenant l'équipage mobile (*g*) et d'une colonne en verre surmontée du système de suspension de l'équipage mobile.

Sur le pied est fixée une barre horizontale en cuivre (*d*) de 40 centimètres de longueur. A l'une des extrémités de cette barre se trouve l'équipage mobile, à l'autre une règle graduée en millimètres et le système optique.

L'équipage mobile est à l'intérieur d'une petite cage réduite aux dimensions du globe oculaire. Elle est formée par une pièce cylindrique fermée en avant et en arrière par une lame de verre ; la lame postérieure est concave. L'équipage mobile est formé de 6 aimants ; chaque aimant est constitué par une petite barre de 6 millimètres de long sur 2 millimètres de large et 1 millimètre d'épaisseur. Il porte un miroir réflecteur concave de 6 millimètres de diamètre.

Au-dessus de la cage se trouve l'appareil de suspension. Il comprend une colonne en verre (*a*) et un bouton molleté (*b*) permettant de faire tourner l'axe de suspension et portant une poulie sur laquelle est enroulé le fil de cocon (*h*). Grâce à cette poulie on peut abaisser ou relever l'équipage mobile.

Le système optique comprend une petite lunette (*l*) munie d'un réticule ; au-dessus se trouve une règle (*r*) dont les divisions réfléchies par le miroir de l'équipage mobile sont lues à travers la lunette.

Sur la barre horizontale (*d*) est un petit aimant (*j*) de 5 centimètres placé horizontalement. Il permet de modifier la direction de l'équipage mobile. En le déplaçant sur la barre horizontale (*d*), on peut l'approcher ou l'éloigner de l'équipage mobile et ainsi augmenter ou diminuer sa sensibilité.

b) Manuel opératoire. — Le malade s'approche lentement de l'appareil et regarde à travers l'instrument.

Le manuel est le même que pour le sidéroscope d'Asmus que nous allons décrire.

2. Sidéroscopes. — Deux modèles sont employés : le sidéroscope d'Asmus ; le sidéroscope de Hirschberg.

Sidéroscope d'Asmus. — *a*) Description de l'appareil. — L'aiguille aimantée est dans une boîte en bois (*d*) de 15 centimètres de haut, fermée en avant et en arrière par une plaque de verre glissant de chaque côté dans une rainure. Cette boîte repose en bas sur un plateau de verre (*a*) calé par trois vis de laiton (*v*). Ces vis de support permettent de régler la verticalité de l'instrument. Ces vis s'appliquent sur une console (*c*) fixée à un mur orienté du nord au sud. Une vis de fixation (*b*) permet de fixer l'appareil à cette console.

A la partie supérieure de la boîte s'adapte un tube en verre (*e*). C'est dans ce tube que descend le fil de cocon destiné à maintenir l'aiguille aimantée. Ce fil est attaché en haut à l'extrémité inférieure d'une tige en laiton (*t*) qui présente un pas de vis et permet ainsi de tendre ou de détendre le fil. Le fil de cocon traverse tout le tube et pénètre dans la boîte en bois. A son extrémité inférieure est sus-

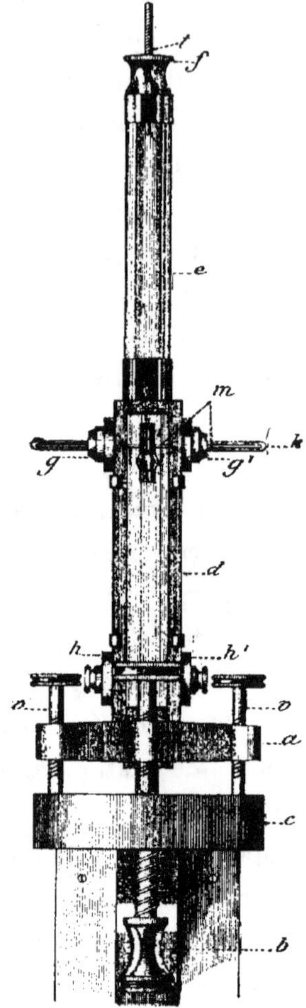

Fig. 2. — Sidéroscope d'Asmus.

a. plateau de verre ; *b*. vis de fixation ; *c*. console ; *d*. boîte en
bois ; *e*. tube en verre ; *f*. vis ; *k*. tubes de verre ; *m*. aiguille
aimantée ; *t*. tige en laiton.

pendu un petit tube d'aluminium. Ce tube sert de support à un petit miroir et à l'aiguille aimantée (*m*).

L'aiguille aimantée a 11 centimètres de longueur et dépasse la boîte en bois de 4 centimètres de chaque côté. Les deux extrémités de l'aiguille sont contenues dans deux tubes de verre (*k*) destinés à la protéger. Ces tubes de verre ont 6 millimètres de diamètre. Axenfeld conseille de coiffer ces tubes de tubes de cuivre ; ceux-ci sont le siège de courant induit quand l'aiguille remue ; ce courant induit ramène plus rapidement l'aiguille au repos.

MANUEL OPÉRATOIRE. — *Avant.* — Le malade et le médecin doivent déposer à distance de l'appareil tous les objets capables d'influencer l'aiguille aimantée (montre, trousseaux de clefs, canifs.....).Il faut veiller à ce que le malade, qui est le plus souvent un ouvrier, n'ait pas dans ses cheveux, sur son visage, dans ses habits, des parcelles d'acier.

On essaie l'appareil.

On insensibilise l'œil par une instillation de cocaïne.

Pendant. — Il faut : 1° installer sa lunette ;

2° Installer son malade ;

3° Rechercher le corps étranger.

1° On peut voir à l'œil nu les déplacements du miroir, mais comme dans certains cas ceux-ci peuvent être extrèmement réduits,il est indispensable d'observer ces déplacements à l'aide d'une lunette.

L'observateur se place à 3 m. 50 du malade.

Il règle la lunette de façon à recevoir le rayon lumineux

qui, parti de la lampe placée à sa gauche, se réfléchit sur le miroir pour venir dans la lunette ; le fil de réticule doit correspondre au zéro de l'échelle.

Un aide est auprès du malade ; ouvrant largement les paupières il approche l'œil de l'une des extrémités de l'aiguille (fig. 3).

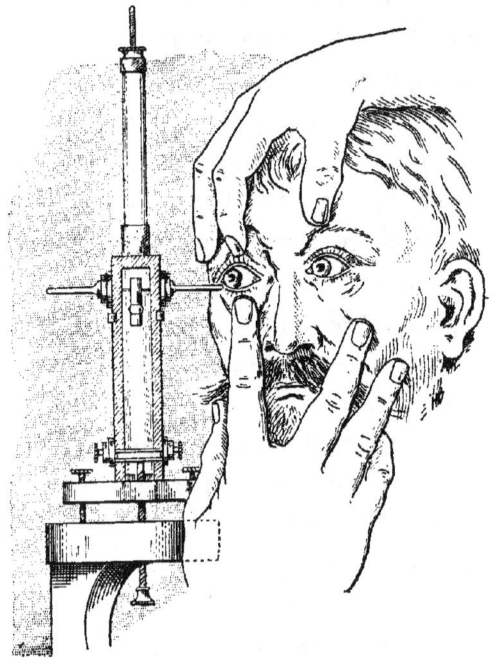

Fig. 3. — Sidéroscope d'Asmus. Manuel opératoire.

On met successivement en présence de l'aiguille les différents points des méridiens de l'œil, non seulement des méridiens horizontal et vertical, mais aussi les méridiens obliques.

Deux cas peuvent se présenter :

1º Ou l'aiguille reste immobile ;

2º Ou elle subit une déviation.

1º L'aiguille reste immobile. On ne doit pas en conclure qu'il n'y a pas de corps étranger. Il faut rendre l'appareil plus sensible ; pour ce faire il suffit d'aimanter le fragment métallique, s'il existe, en approchant un électro-aimant de l'œil. On essaie de nouveau le sidéroscope ; si dans ces conditions l'aiguille reste encore immobile, c'est que probablement l'œil ne contient pas de corps étranger magnétique.

2º L'aiguille subit une déviation. On peut en conclure qu'il y a une parcelle métallique. Il faut en déterminer le siège, dans l'orbite ou dans le globe, et dans ce dernier cas dans telle ou telle partie du globe.

Il faut distinguer plusieurs cas : La déviation de l'aiguille peut être considérable ou peu marquée.

Est-elle peu marquée, la détermination du siège, détermination qui reste d'ailleurs approximative, est possible. Est-elle au contraire considérable, on doit d'abord rendre le système magnétique beaucoup moins sensible. Il suffit pour cela d'adapter à la première aiguille une deuxième aiguille aimantée parallèle à elle, mais orientée de telle sorte que le pôle nord de la dernière réponde au pôle sud de la première et réciproquement. Les mouvements de l'aiguille seront ainsi considérablement diminués.

Lorsque l'appareil a été ainsi rendu moins sensible, les déviations de l'aiguille peuvent se faire de deux façons :

Ou l'aiguille dévie quel que soit le point du globe approché du sidéroscope ;

Ou l'aiguille ne dévie qu'en présence d'un point limité de l'œil.

Dans le premier cas on conclut que le corps étranger est, soit dans l'orbite agissant alors de la même façon quelle que soit la position de l'œil, soit dans l'œil mais alors volumineux puisqu'il agit toujours d'une façon marquée sur l'aiguille quelle que soit la direction du regard.

Dans le second cas le fragment magnétique est dans l'œil au niveau du point dont l'approche agit le plus fortement sur l'aiguille aimantée.

En somme on recherche quelle est la partie de l'œil qui, rapprochée de l'aiguille du sidéroscope, détermine le plus ou détermine seule la déviation de l'aiguille. La détermination ne peut être qu'approximative car, ne connaissant pas le volume du fragment, nous ne pouvons pas en connaître ainsi la profondeur et la situation exacte.

Sidéroscope d'Hirschberg. — Le sidéroscope est le même. La seule différence est que la lecture des déplacements de l'aiguille se fait à l'œil nu.

La lampe projette sur le miroir du sidéroscope un faisceau

lumineux rendu convergent par une lentille convexe. Un fil
vertical placé dans le tube horizontal adapté à la lampe se

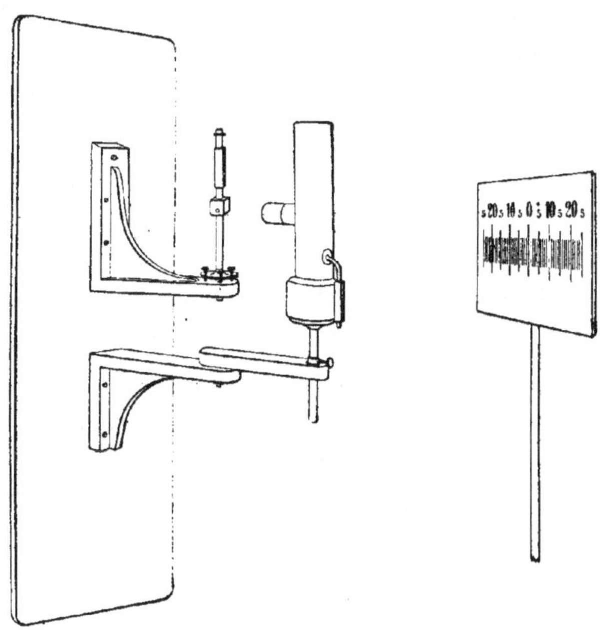

Fig. 4. — Sidéroscope de Hirschberg.

projette sur le miroir. Le faisceau lumineux et l'ombre du
fil se réfléchissent sur le miroir et vont sur une échelle graduée placée à 4 mètres. On règle l'appareil de façon à ce que
l'ombre du fil corresponde au zéro de l'échelle. La lecture
est ainsi rendue des plus faciles.

Valeur diagnostique de la sidéroscopie. — Quelle
est la valeur de la sidéroscopie dans la recherche des corps

étrangers magnétiques de l'œil ? Elle est grande certainement, puisqu'on a pu déterminer la présence de fragments de 1 milligramme dans la partie postérieure du globe, mais, comme l'a montré Pouzol, cette méthode ne donne vraiment de bons résultats que lorsque le corps étranger siège dans le segment antérieur.

Ces appareils sont souvent ou trop ou pas assez sensibles.

Trop sensibles, ils peuvent subir des oscillations sous l'influence de parcelles métalliques pouvant rester dans les habits des ouvriers travaillant le fer, d'objets magnétiques qui peuvent être dans la pièce où on examine le malade et passer inaperçus. Asmus dit même que l'examen à la lunette est impossible depuis la circulation des tramways à Dusseldorf, les courants des tramways produisant des oscillations du sidéroscope.

Pas assez sensibles, ils le sont aussi, car nombreux sont les cas où des corps étrangers relativement volumineux n'ont déterminé aucun mouvement de l'aiguille aimantée. Barkan (*Arch. of Opht.*, vol. XXXI, n° 1,1902) relate une observation où le sidéroscope ne donna aucun renseignement pour un corps étranger pesant 2 gr. 45.

3. **Sidérophone.** — Le sidérophone, construit sur les indications du Dʳ Martin Janssen, est ainsi composé (fig. 5) : « deux cylindres de fer (*b* et *d*) montés à angle droit dans un cadre en ébonite. Le gros cylindre (*d*) est entouré d'un enroulement de fil de cuivre de diamètre moyen, relié à un

élément sec de Helesen par l'intermédiaire d'un interrupteur. Le second cylindre (*b*) porte un enroulement de fil
très fin en connection avec un téléphone. Quand le micro-
pho-circuit entourant le premier cylindre (*d*) est fermé,
celui-ci devient magnétique et rend magnétique le second
cylindre (*b*) qui, par cela même, donne naissance à un
courant induit dans l'enroulement relié au microphone ;
ce dernier fait entendre un son. Les cylindres sont placés
de façon à ce que l'axe du premier soit coupé dans son mi-

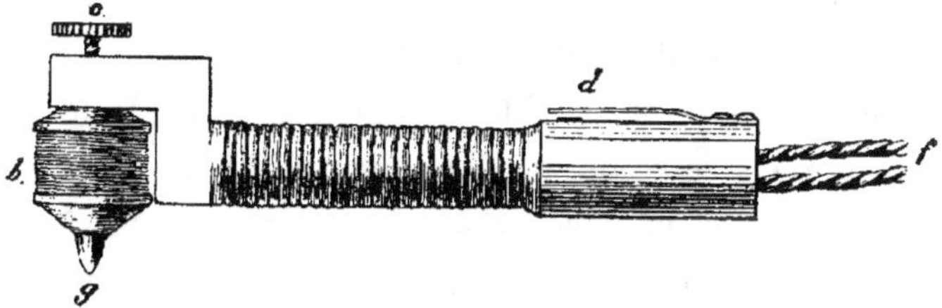

Fig. 5. — Sidérophone

lieu par l'axe du second. Quand le réglage de la position
mutuelle des deux cylindres est exact, le téléphone reste
muet, malgré le passage d'un courant interrompu dans
l'enroulement du premier cylindre. Mais quand l'une des
extrémités du cylindre se trouve à petite distance du moindre éclat de fer, et pour pouvoir l'approcher du globe oculaire l'une des extrémités est étirée en pointe mousse (*g*),
l'équilibre du système est rompu, le téléphone donne un
son.

« La sensibilité de l'instrument est la suivante :

« Un éclat de   1 millig. agit à la distance de 2 à 3 mm.

—	10	—	—	15 à 18 —
—	100	—	—	20 à 25 —
—	1000	—	—	35 à 40 —

« Les variations de la sensibilité dépendent de la forme de l'éclat.

« Le sidérophone a été expérimenté dans 23 cas de corps étrangers de l'œil soignés à l'hôpital de Stockholm. Il a permis de localiser l'éclat dans 18 cas ; dans les 5 autres cas il donnait un résultat négatif tandis que le sidéroscope d'Asmus indiquait la présence d'un éclat.

« Le sidérophone est meilleur marché et d'un emploi plus facile que le sidéroscope » (Traduction de M. Sulzer).

Il est difficile de se prononcer sur la valeur du sidérophone, cet instrument étant plus récent et beaucoup moins répandu que le sidéroscope. Le résultat des expériences semble montrer que le sidéroscope est plus sensible que le sidérophone.

Pour Widmark le sidérophone est beaucoup moins sensible que le sidéroscope ; celui-ci a donné des résultats positifs dans des cas où le sidérophone restait absolument muet. Widmark admet que le sidérophone doit être employé surtout en chirurgie où presque toujours les éclats métalliques sont beaucoup plus gros.

3. — Rayons X.

Les rayons X sont d'un précieux secours pour le diagnos-

tic de la présence et du siège des corps étrangers intra-
oculaires. Mais il faut remarquer que les images au niveau
du crâne sont moins nettes qu'au niveau des membres et
autres parties du corps en raison de l'épaisseur et du nombre des couches osseuses que les rayons doivent traverser.
Même au niveau du crâne les différentes épreuves qu'on peut
faire n'ont d'ailleurs pas toutes la même netteté. L'épreuve
bi-temporale sera toujours plus nette que l'épreuve fronto-
occipitale. L'orbite est toujours un peu flou dans cette
dernière ; dans la première l'image est beaucoup plus nette.
Cette netteté de l'image dans l'épreuve bi-temporale varie
d'ailleurs avec l'inclinaison de la tête, comme l'a montré
Guilloz. Lorsque l'axe antéro-postérieur du crâne est exactement parallèle à la plaque, la partie antérieure de l'orbite
seule est vue d'une façon précise. Le rebord externe de
l'orbite étant en effet beaucoup plus postérieur que l'interne, l'orbite se divise pour ainsi dire en deux parties : la
partie antérieure vue par l'échancrure formée par le rebord
orbitaire externe, nette, précise ; la partie postérieure, située
en arrière du rebord orbitaire externe, flou, plus vague,
cachée qu'elle est, en partie par le rebord orbitaire externe,
en partie par les plans osseux qui continuent ce rebord en
arrière. Cette partie antérieure très restreinte lorsque la
plaque et l'axe antéro-postérieur du crâne sont exactement
parallèles, devient beaucoup plus étendue si on incline la
plaque de 30°, de façon à ce que sa partie antérieure se
rapproche de l'extrémité antérieure de l'axe sagittal du

crâne. Dans la première position, le tiers antérieur seul du globe se trouve au niveau de l'image nette de l'orbite ; dans la seconde au contraire, l'œil se trouve tout entier projeté sur ce point.

Les rayons X peuvent être utilisés de deux façons : on peut faire la *radioscopie* et la *radiographie*. Radioscopie et radiographie ont d'ailleurs leurs indications propres.

La radioscopie peut être faite séance tenante et s'applique aux cas récents ; la radiographie demande beaucoup plus de temps et ne doit être appliquée que dans les cas anciens ou dans les cas récents lorsque les tentatives d'extraction ont échoué.

La radioscopie peut nous indiquer non seulement la présence d'un corps étranger, mais encore sa position approximative. Voici comment il faut procéder.

Le malade, assis, fixe devant lui un point désigné et situé à la hauteur de son œil. Du côté de l'œil sain on place le tube de Crookes. Du côté de l'œil malade est appliqué l'écran fluorescent incliné de 30° suivant les indications que nous avons données plus haut. L'observateur recherche l'ombre du corps étranger au niveau des deux parties différemment éclairées de l'orbite. Deux cas se présentent : *ou on ne voit pas le corps étranger, ou on voit le corps étranger.*

Si on ne voit pas le corps étranger on fait varier la direction de l'écran de façon à déplacer l'ombre formée par le rebord orbitaire externe. Ce n'est qu'après avoir cherché très attentivement dans différentes positions qu'on peut, nous ne disons pas affirmer, mais penser à l'absence

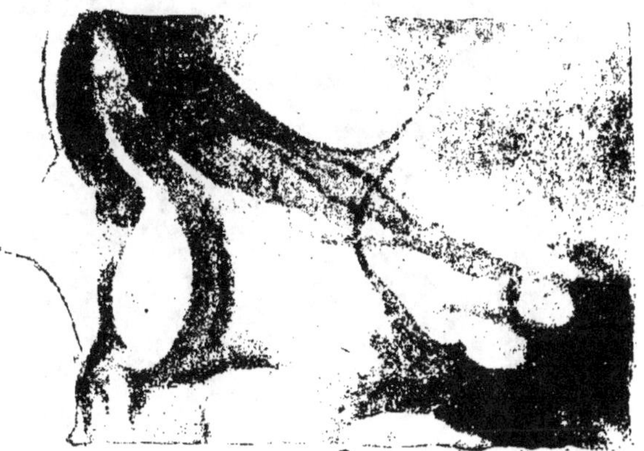

Fig. 6. — Inclinaison 0° (GUILLOZ).

de corps étranger. Le diagnostic ne peut pas être plus précisé.

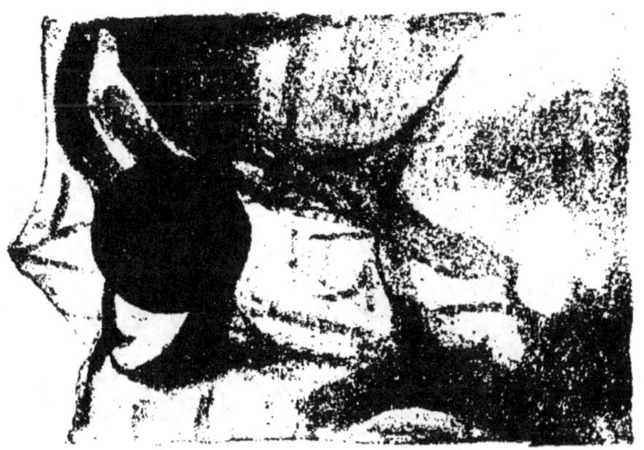

Fig. 7. — Inclinaison 0° (GUILLOZ).

On voit le corps étranger. — Son ombre ne saurait être confondue avec les ombres normales qu'on peut voir à ce

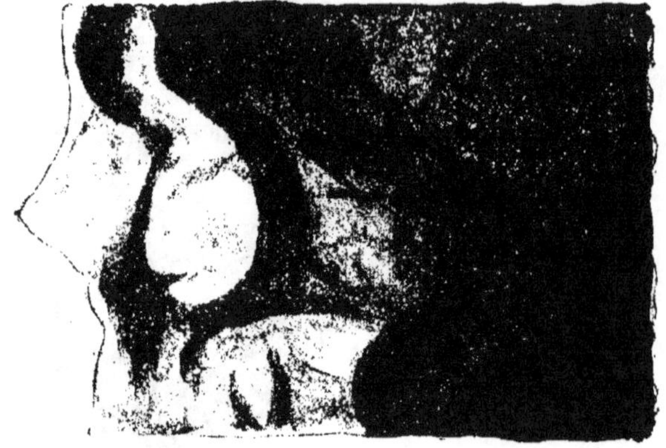

Fig. 8. — Inclinaison 10° (Guilloz).

niveau ; on peut donc facilement affirmer la présence du corps étranger. Il faut en préciser le *siège*.

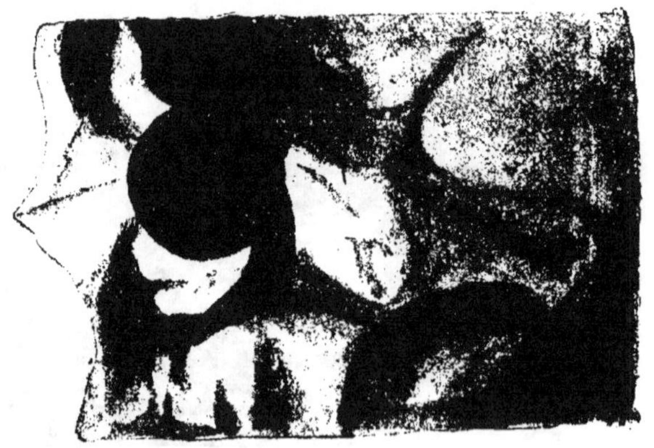

Fig. 9. — Inclinaison 10° (Guilloz).

La situation générale du fragment est déjà une première indication ; est-il dans les deux tiers postérieurs, c'est à coup

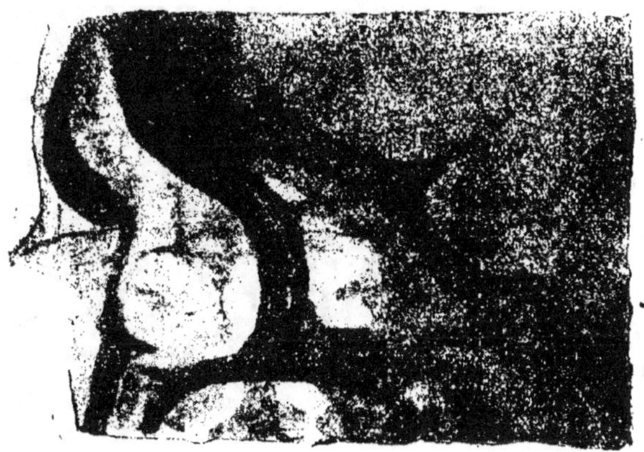

Fig. 10. — Inclinaison 20° (GUILLOZ).

sûr un corps étranger de l'orbite ; est-il dans le tiers anté-

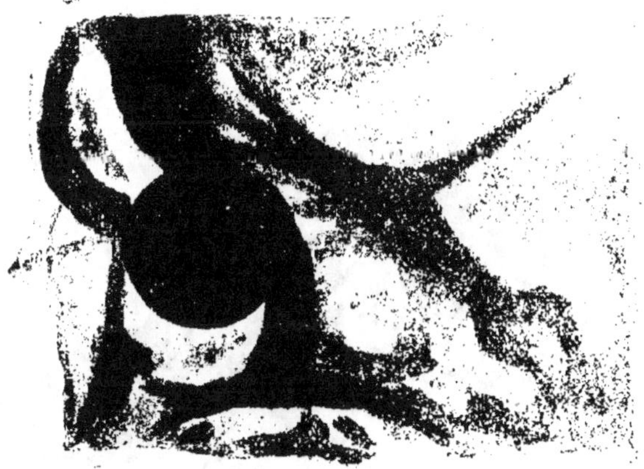

Fig. 11. — Inclinaison 20° (GUILLOZ).

rieur il peut être intra ou extra-oculaire. Ce mode d'appréciation est forcément un peu vague. L'étude des mouvements

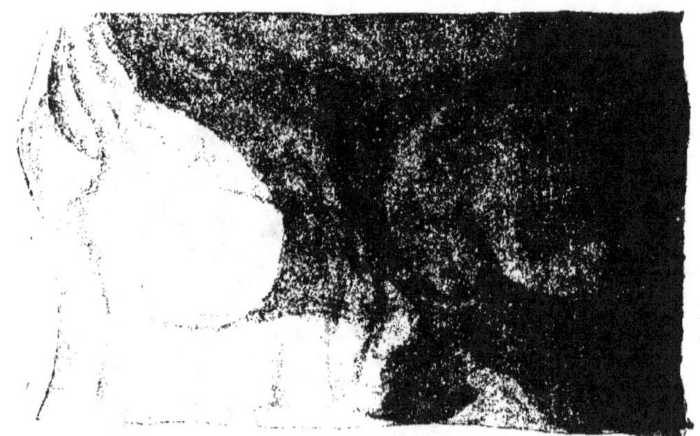

Fig. 12. — Inclinaison 30° (Guilloz).

parallactiques, c'est-à-dire des déplacements du fragment
suivant la position de l'œil, permet de dire si le corps étranger

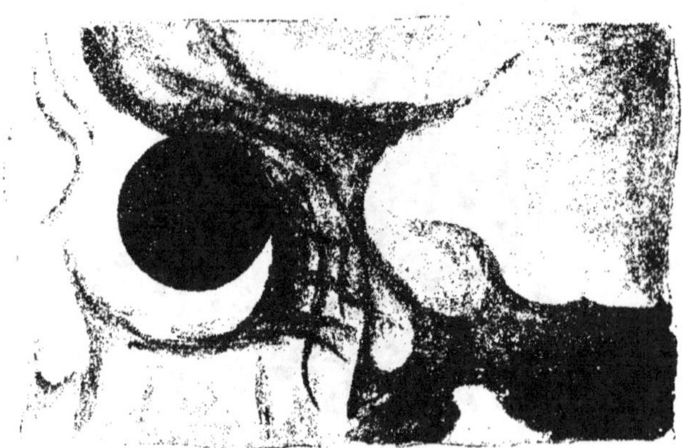

Fig. 13. — Inclinaison 30° (Guilloz).

est intra ou extra-oculaire, s'il est dans l'hémisphère antérieur ou postérieur du globe. L'œil se meut autour de son
centre de rotation ; le centre de rotation de l'œil reste donc
seul immobile ; les hémisphères antérieur et postérieur se
meuvent en sens inverse, l'hémisphère antérieur monte
lorsque le postérieur descend et réciproquement. Faisons
donc regarder en haut, l'ombre reste fixe ou change de
place. Si elle reste fixe, le corps étranger est orbitaire ou
placé exactement au centre de l'œil, ce qui est exception-
nel. Si l'ombre se meut, c'est un corps étranger intra-oculaire. Le sens du mouvement de l'ombre indique la position
du fragment dans l'œil. Si, lorsque le malade regarde en
haut, l'ombre se meut dans le même sens, le corps étranger est dans le segment antérieur ; s'il se meut en sens
inverse, il est dans l'hémisphère postérieur. Il en est de
même si le malade regarde en bas.

Il est inutile de dire que la radioscopie ne nous donne pas
d'indications si nous examinons l'orbite dans le sens antéro-
postérieur, à moins de corps étranger volumineux.

La radiographie donne des résultats beaucoup plus précis. Rémy et Contremoulins, Foveau de Courmelles, Sweet,
Cowl et Lehmann, Mackenzie, Davidson, Guilloz, Mergier,
Bourgeois, Kibbe, Grossmann, Webster Fox, Mac Hardy ont
indiqué des procédés plus ou moins compliqués.

Les procédés sont extrêmement nombreux. Brandt écri-
vait en 1899 : « Il y a environ 65 procédés pour déterminer
la situation des corps étrangers au moyen des rayons X. »

Depuis on en a encore créé de nouveaux et il est de toute né-
cessité de choisir parmi eux le ou les plus simples en même
temps que précis.

Pouzol (Th. de Bordeaux, 1903) classe les différentes méthodes de la façon suivante :

I. Méthodes géométriques :

1. Procédés des radiographies rectangulaires (Radiguet
et Guichard, Foveau de Courmelles, Friendberg, Freidmann,
Galtier, Gorsch, Valençon et Blondeau).

2. Procédés des doubles projections sur une seule radiographie (Rémy et Contremoulins, Sweet, Guilloz, Kibbe).

3. Procédés basés sur la mobilité de l'œil (Grossmann).

II. Méthode basée sur l'emploi des seuls repères anatomiques (Kibbe).

III. Méthode stéréoscopique (Ribaut et Marie).

De tous ces procédés nous ne retiendrons que les plus
simples et facilement réalisables, c'est-à-dire le procédé de
Grossmann basé sur la mobilité de l'œil et la méthode basée sur l'emploi des seuls repères anatomiques. Nous y ajou-
terons le procédé de Holth à la fois aussi simple et plus
précis.

Le procédé de Grossmann consiste à faire plusieurs
épreuves bi-temporales, l'œil étant successivement tourné en
haut, en bas, en dedans. C'est en somme appliqué à la radiographie ce que nous avons déjà vu à la radioscopie.

*La méthode fondée uniquement sur les repères anatomi-
ques* ne peut être employée que lorsque l'épreuve est très

nette. Voici ce que dit Pouzol : « Kibbe a indiqué le moyen suivant d'examiner une radiographie prise dans la position bi-temporale du tube de Crookes et de la plaque sensible. On distingue nettement le profil du rebord orbitaire externe. En avant se trouve un espace clair, limité plus en avant par une zone sombre. Le rebord orbitaire correspond à un premier espace coïncidant avec la partie postérieure du segment postérieur de l'œil. Un corps étranger projeté à son niveau se trouve donc dans l'intérieur du vitré.

« L'espace clair constitue un deuxième espace qui correspond à la zone rétro-cristallinienne. Il représente la projection des cellules ethmoïdales.

« Enfin en avant, se trouve un troisième espace qui n'est pas autre chose que la projection de l'unguis et de l'apophyse montante du maxillaire supérieur ; si l'ombre se trouve dans cette zone, il est dans le cristallin ou dans le corps ciliaire. »

Le procédé de Hollh de Christiania est à la fois simple et précis : « On fixe par un point de suture, tangentiellement à la partie supérieure et inférieure du limbe, un petit index de plomb à la conjonctive bulbaire. L'index est constitué par un petit bouton, plan convexe, de plomb, de 2 millimètres de diamètre, percé de deux trous réunis eux-mêmes du côté convexe par une petite rainure destinée à loger le fil de soie très fin qui sert à la suture.

« Le malade est placé sur une chaise ordinaire, et l'on place devant lui un pied mobile placé à une hauteur suffisante pour que le patient puisse sans difficulté appuyer son menton sur la mentonnière de l'appareil ; la tempe du côté blessé s'appuie sur un châssis contenant une plaque de 13 × 18. Une spatule métallique recouverte de gaze stérile vient s'appliquer entre les deux arcades dentaires, et pendant qu'on invite le malade à mordre, la spatule est immobilisée

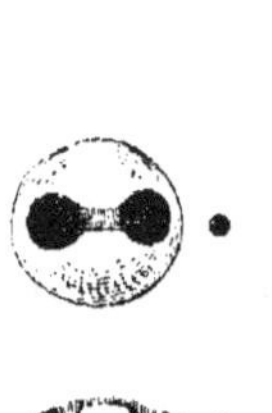

Fig. 14. — Index du Dr Holth grandeur 3/5 et grossi 8 fois.

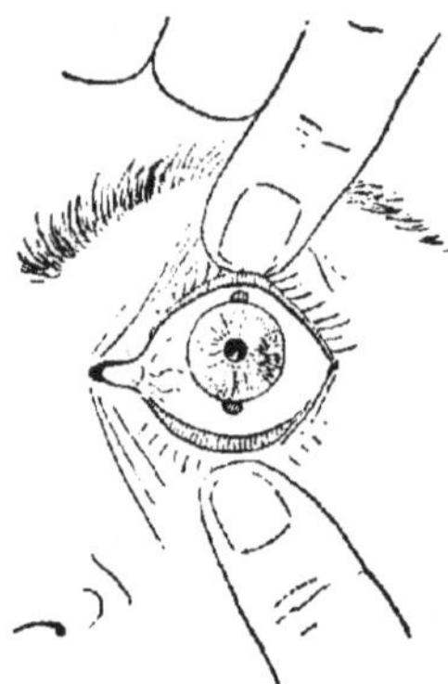

Fig. 15. — Index du Dr Holth en place.

par une vis dans une douille métallique solidaire de la mentonnière. On obtient ainsi une immobilité à peu près complète de la tête pendant les deux poses nécessaires. Quant à l'immobilité oculaire, elle s'obtient en faisant fixer à l'œil sain un petit objet blanc sur fond noir placé à 1 mètre ou 2, à la hauteur des yeux ; si l'œil sain est très amblyope, on se sert d'une source lumineuse.

« On prend d'abord un cliché bi-temporal, en portant l'ampoule vers la tempe du côté sain, l'anode à 40 centimètres environ de la plaque qui est placée entre la tempe du côté blessé, parallèlement au plan sagittal. On peut après l'opé-

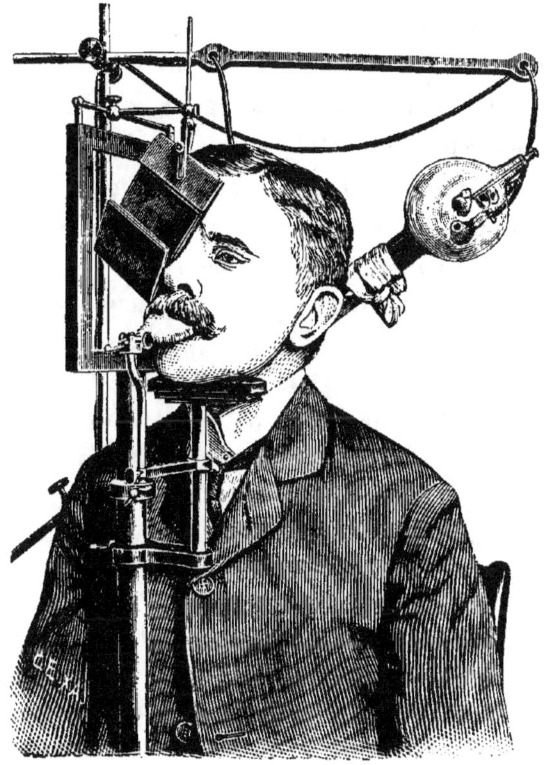

Fig. 16. — Appareil de Holth en place.

ration enlever la plaque sans remuer la tête du patient. On place ensuite devant l'œil blessé une plaque de 9×12 maintenue par une pince à vis, parallèlement au plan fron-tal, le grand côté de la plaque légèrement oblique (pour éviter le nez) ; ce dispositif permet à l'œil sain de garder la même position que dans le cliché temporal ; l'ampoule est reportée en arrière de la tête du malade, l'anode à la même hauteur que dans la position précédente.

« On retrouve sur les deux plaques l'image des index et, éventuellement, du corps étranger ; la distance est déterminée directement sur les plaques à l'aide du double décimètre. *Les dimensions constatées sur les plaques excèdent d'environ 10 0/0 les dimensions réelles à cause de la distance qui sépare les index de la plaque.* »

Nous avons indiqué ce procédé en détail parce qu'il est facilement réalisable et d'une grande précision.

Si nous jetons un coup d'œil sur l'ensemble des données de la radioscopie et de la radiographie, nous pouvons dire que : la radioscopie est une méthode plus rapide, moins nette, moins précise, donnant moins souvent de résultats et applicable surtout aux cas récents ; la radiographie est une méthode plus lente, plus nette, plus précise, donnant des résultats pour des fragments minuscules (0 mm. $1 \times$ 0 mm. 4, Dahfeld et Port) mais ne pouvant être appliquée que dans les cas anciens ou dans les cas récents, quand les tentatives d'extraction ont échoué.

4. — ELECTRO-AIMANT GÉANT.

Pour conclure, nous dirons que le meilleur élément de diagnostic, le plus sûr et le plus rapide est encore le procédé de Mac Hardy. Il consiste à approcher de l'œil l'aimant géant, celui de Volkmann de préférence.

L'approche de l'aimant *nous fait faire le diagnostic.*

1° Surtout par la douleur qu'il provoque s'il y a corps étranger ;

2° Par les mouvements de l'œil ;

3° Par le soulèvement de l'iris ou de la sclérotique suivant le cas.

Nous décrirons ces symptômes au moment où nous exposerons l'extraction par le grand électro-aimant pour ne pas revenir deux fois sur les mêmes points.

En résumé, nous voyons qu'en dehors des cas où le corps étranger est nettement perçu à l'ophtalmoscope , le seul moyen de faire d'une façon certaine le diagnostic d'un corps étranger magnétique est d'approcher l'aimant géant de l'œil du malade.

Les autres moyens sont bons dans beaucoup de cas, mais ils ne le sont pas constamment et on ne doit s'en servir méthodiquement que lorsque, le premier ayant échoué, on croit avoir affaire à un corps étranger non magnétique. Ils reprennent alors tous leurs droits et eux seuls peuvent alors permettre d'établir un diagnostic précis.

CHAPITRE II

EXTRACTION

L'extraction des corps étrangers magnétiques de l'œil peut se faire à l'aide de deux sortes d'aimants : les petits électro-aimants dont le plus usité est celui de Hirschberg, les gros électro-aimants.

Nous décrirons d'abord les électro-aimants les plus employés, nous discuterons ensuite les inconvénients et les avantages respectifs des petits et des gros aimants.

Enfin nous donnerons la conduite à tenir dans les cas différents qui peuvent se présenter.

§ 1. — Description des électro-aimants.

A. — Petits électro-aimants.

Electro-aimant de Hirschberg. — L'électro-aimant

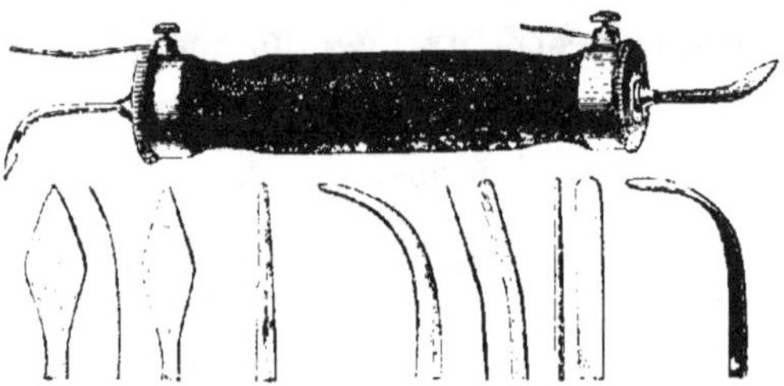

Fig. 17. — Electro-aimant de Hirschberg.

de Hirschberg est très connu en France et il est inutile de
le décrire. Nous donnerons plus loin le manuel opératoire.

B. — GROS ÉLECTRO-AIMANTS

Electro-aimant de Haab. — 1. DESCRIPTION DE L'AP-
PAREIL. — L'aimant de Haab présente un noyau de fer

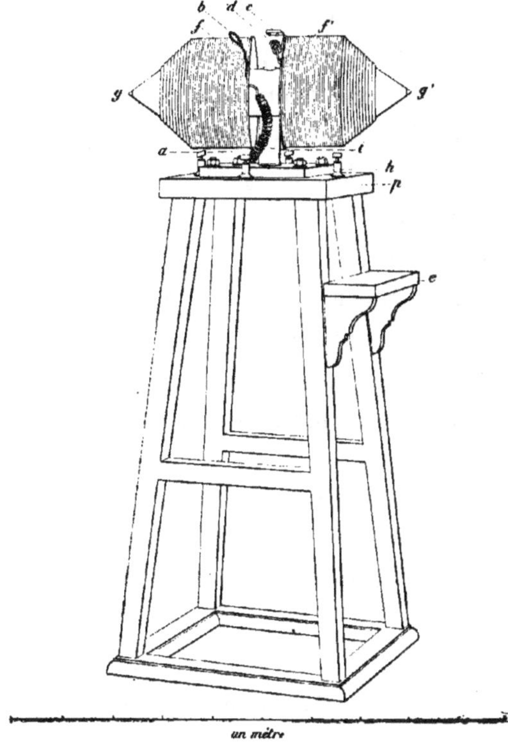

Fig. 18. — Electro-aimant de Haab.
b, c. fil ; f. f' bobines ; gg' Pôles ; h. plateau de laiton ;
i. colonne de laiton ; p. plateforme.

doux de 10 centimètres de diamètre et de 60 centimètres de longueur, effilé à ses deux extrémités. L'extrême pointe, le pôle $g\,g$, peut se visser et dévisser à volonté.

Sur le noyau de fer doux sont deux bobines formées par un enroulement d'un fil de cuivre de 2 millimètres de diamètre. Chaque bobine pèse 28 kil. 6. Aux deux extrémités elles s'effilent pour ne pas gêner l'opérateur. A l'aide des fils b, c, les deux bobines peuvent être reliées.

Les fils de cuivre aboutissent à des vis de serrage très fortes sur la plateforme (p).Sur la plateforme en bois est un plateau de laiton, (h), qui porte une colonne de 5 centimètres d'épaisseur en laiton (i), dans laquelle vient s'introduire un bouchon en fer qu'on peut tourner à frottement doux. Ce bouchon en fer traverse perpendiculairement le milieu du noyau de fer doux ; on peut ainsi faire pivoter l'aimant et lui donner la direction qu'on désire.

L'appareil de support, très fort, a 1 m. 05 de hauteur ; il pèse 51 kilos avec le plateau et la tige de laiton. L'appareil entier pèse 138 kilos.

Le support présente à une hauteur déterminée une planchette (e), sur laquelle s'appuie le malade.

L'aimant peut être branché sur n'importe quelle conduite de courant continu. On peut se servir d'un courant de 6 à 8 ampères avec une tension de 50 ou 60 volts.

2. Force de l'aimant. — A 5 millimètres, la force attractive de l'aimant est de :

133 grammes avec 6 ampères 6.

163 grammes avec 7 ampères 2.

213 grammes avec 7 ampères 9.

La force du courant influe beaucoup sur la force attractive. Ainsi pour une distance de 10 millimètres,

4 amp. 5 donnent une force de 23 grammes.

10 ampères donnent une force de 93 grammes.

La distance influe également sur la force attractive de l'aimant.

A 5 millimètres, 6 amp. 6 donnent une force de 133 gr.

A 15 millimètres, 6 amp. 6 donnent une force de 18 gr.

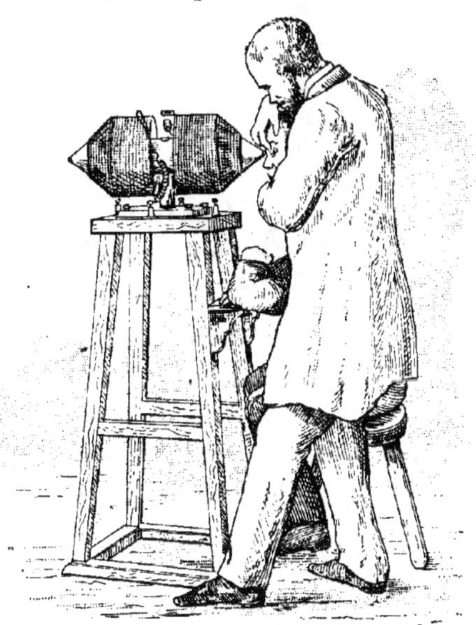

Fig. 19.

3. Manuel opératoire. — Le malade assis sur un ta-

bouret à vis, s'appuie sur l'accoudoir. Le médecin approche
peu à peu l'œil du malade du pôle aimanté. Le manuel est
au fond le même que celui que nous exposerons à la technique de l'extraction.

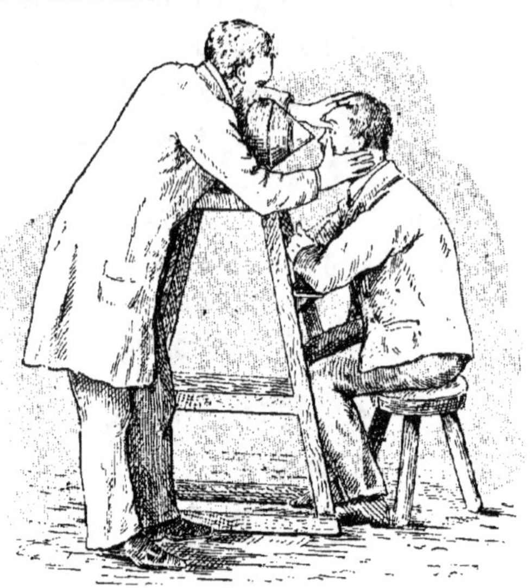

Fig. 20.

Aimant de Schlosser (fig. 21). — Il est constitué par un
bloc de fer doux avec un prolongement cylindrique de 13
centimètres de long et de 4 centimètres de diamètre et
500 tours de fil de cuivre. Il s'adapte à un courant de
27 à 30 volts.

Schlösser a augmenté le nombre de tours de fil vers le
pôle ; celui-ci reste découvert sur une longueur de 18 millimètres. Ce modèle nouveau se branche sur un courant

continu de 110 volts avec 20 à 30 ampères. On a ainsi une
force égale à celle de l'aimant de Haab, mais il faut un

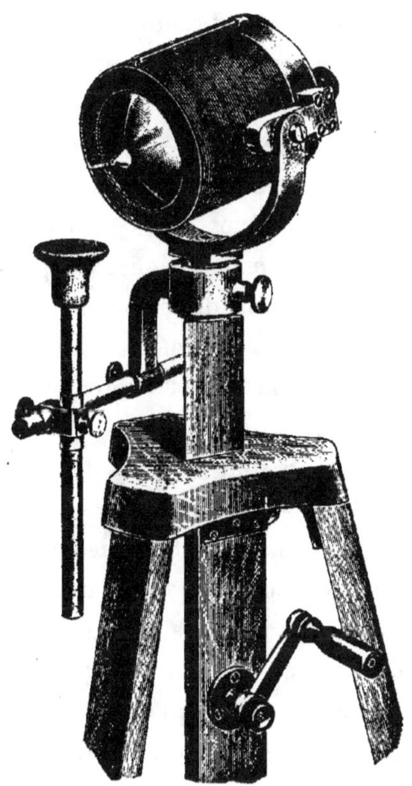

Fig. 21. — Aimant de Schlösser sur son appareil de soutien.

courant plus fort. La figure 21 représente l'aimant sur son
appareil de soutien.

Aimant de Mayweg. — L'aimant de Mayweg est

analogue à celui de Schlösser. Le nombre de tours de fil est de 1.000. Son poids est de 75 kilos.

Le courant le plus fort permet de porter 70 kilos et d'attirer à 15 centimètres 50 centigrammes. A l'aide de vis on peut le faire avancer et reculer et l'approcher ainsi plus facilement de l'œil du malade.

Aimant de Schenkel. — Il se compose d'un bâton de fer doux de 55 centimètres de longueur. Les pôles sont constitués par des cônes obtus démontables et nickelés ; leur extrémité proximale, hémisphérique, joue dans l'extrémité correspondante du bâton de fer doux comme un condyle dans la cavité cotyloïde.

Il demande 90 volts avec 20 ampères.

Il porte 100 kilos.

Tous ces aimants sont passibles des mêmes critiques .

Le malade est opéré assis et par conséquent sa tête, mal maintenue, peut se porter brusquement en arrière, faire de légers mouvements de latéralité qui peuvent faire suivre au corps étranger un trajet très différent de celui qu'on veut lui faire prendre ; sous l'influence d'un petit mouvement, le fragment métallique pourra traverser le cristallin au lieu de le contourner, déterminant ainsi une cataracte traumatique.

De plus ces divers aimants, d'autant plus lourds qu'ils sont plus forts, sont difficilement mobilisables. Ce n'est pas l'aimant qu'on approche de l'œil, c'est l'œil et partant le malade qui s'approche de l'aimant.

Les mouvements sont ainsi beaucoup moins sûrs ; le malade, toujours plus ou moins sous le coup d'une émotion bien compréhensible, se contracte et le rapprochement de l'œil de l'aimant est beaucoup plus difficile, plus saccadé, plus irrégulier. La difficulté est plus grande encore lorsqu'on veut mettre la pointe du pôle aimanté directement en face d'un point bien déterminé de l'œil.

Les mouvements du globe que doit faire le malade sont toujours trop ou pas assez marqués, mal dosés pour ainsi dire. De plus l'opérateur, obligé, de par la présence du volumineux aimant, de se tenir derrière le malade ou à ses côtés, se rend difficilement compte de la position exacte de l'œil.

Enfin il est difficile, en opérant sur un malade assis, de suivre les règles de l'asepsie, absolument indispensables pourtant, puisqu'il y a plaie pénétrante et plaie pénétrante le plus souvent non cicatrisée.

Aimant à pôle central de Mellinger. — L'aimant à pôle central de Mellinger présente lui aussi un gros inconvénient : celui d'opérer sur un malade assis. Cependant le blessé a au moins un point d'appui ; son menton repose sur la partie inférieure de l'anneau que forme l'aimant et la fixité du malade est ainsi bien mieux assurée. Mais ce qui le rend bien supérieur aux autres aimants, c'est qu'ici le malade n'a pas à se porter au devant de l'aimant ; c'est l'opérateur qui, avec l'aimant, va au devant de l'œil.

Mellinger se propose d'ailleurs de modifier la forme de

son aimant pour pouvoir l'appliquer sur le malade couché.

Principe. — Cet aimant est basé sur le principe des solénoïdes : quand on fait passer un courant dans un solénoïde, il se produit un champ magnétique homogène dont la densité est la plus grande au centre, au niveau de l'axe du solénoïde. Dans un solénoïde les lignes de forces sont paral-

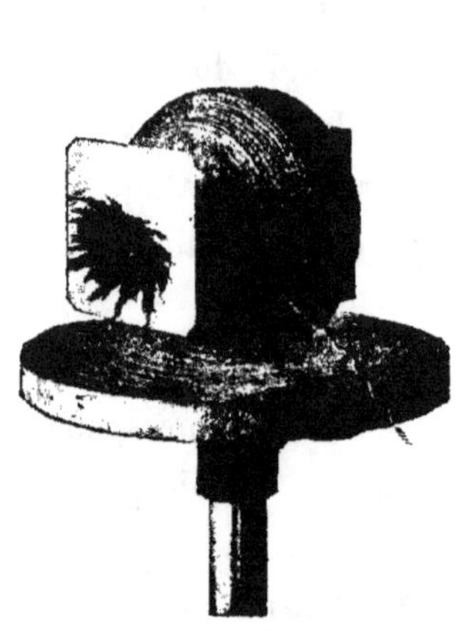

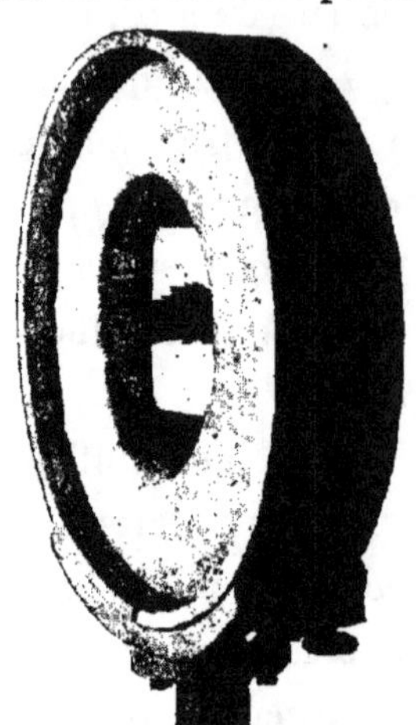

Fig. 22 (Mellinger).   Fig. 23 (Mellinger).

lèles à l'axe du solénoïde ; il est facile de s'en rendre compte par l'expérience de la limaille de fer. Dans un aimant ordinaire la limaille se dispose en étoile (fig. 22). Dans l'axe du solénoïde au contraire, les particules de fer se rassemblent toutes au centre suivant une même orientation parallèle à l'axe du solénoïde (fig. 23). Ainsi une particule de fer, placée au centre du solénoïde, reçoit une plus grande concentration magnétique qu'avec tout autre aimant, puisqu'il n'y a pour ainsi dire pas de perte par dispersion des lignes de force. L'œil traumatisé étant placé au centre du solénoïde, le corps étranger se trouve donc aimanté au maximum ; il suffit d'approcher de lui une tige magnétique ; celle-ci s'aimante à son tour ; les deux aimants de nom contraire s'attirent.

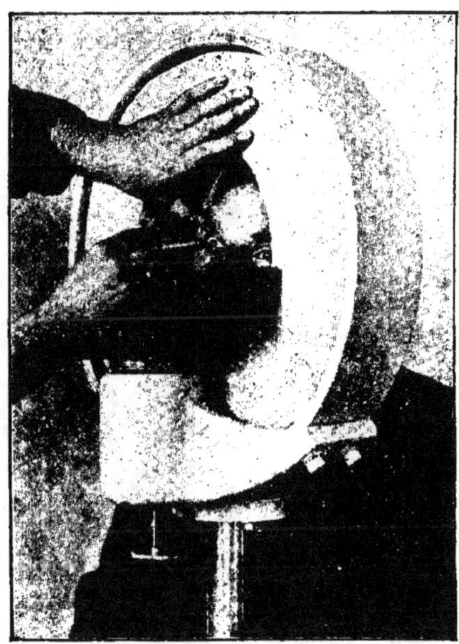

Fig. 24 (MELLINGER).

DESCRIPTION DE L'APPAREIL (fig. 24, 25). — L'aimant à pôle central de Mellinger est essentiellement constitué par un anneau ovale formé par un grand nombre de tours de fil de 1 millimètre de diamètre. Cet anneau est entouré d'une masse isolante.

Pour augmenter l'induction magnétique la bobine est entourée à l'extérieur par un anneau de fer doux.

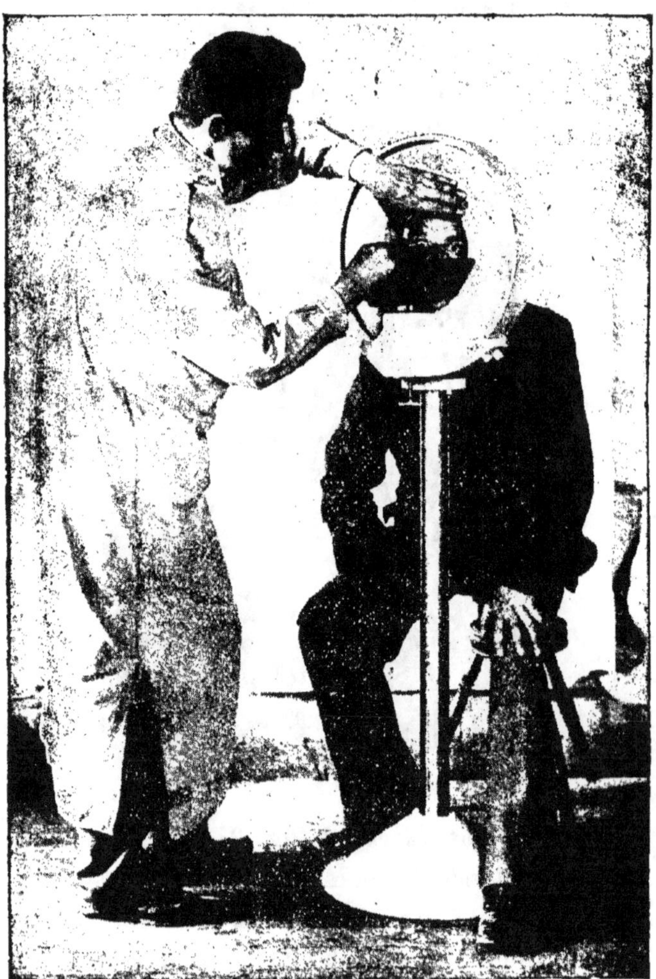

Fig. 25 (MELLINGER).

L'ouverture de l'anneau reçoit la tête du malade.

A la partie antéro-inférieure de l'anneau se trouve une plaque en ébonite sur laquelle s'appuie la main de l'opérateur. Il faut en effet que celui-ci fixe solidement la main sur la

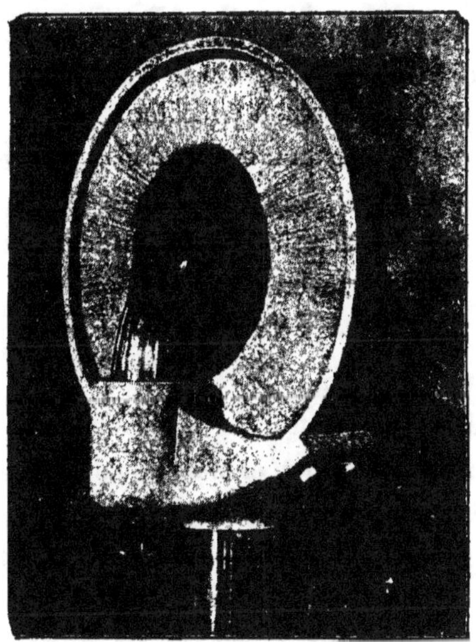

Fig. 26 (MELLINGER).

plaque pour qu'elle ne soit pas entraînée par le stylet aimanté qui pourrait ainsi venir frapper le globe.

L'anneau est supporté par une tige métallique solide terminée par un pied très lourd qui en assure la stabilité.

Mellinger a fait construire des stylets coniques et mousses à leur extrémité ; c'est à l'aide de ces stylets qu'on attire le corps étranger.

L'aimant de Mellinger nécessite 110 volts et 8 ampères ; avec 220 volts, 4 ampères seulement sont nécessaires. On peut brancher l'aimant sur le courant de la ville ; on doit se servir d'un rhéostat.

Manuel opératoire. — L'œil est insensibilisé ; les paupières sont maintenues ouvertes par un aide ou plus simplement par un blépharostat en laiton.

Le malade, assis sur un tabouret à vis, place la tête dans l'anneau (fig. 25).

L'opérateur se met en face ; la main, armée d'un stylet, s'appuie sur la plaque en ébonite et suit la règle de conduite que nous décrirons à propos de l'extraction à l'électro-aimant de Volkmann.

Lorsque le corps étranger est solidement fixé dans le globe, on laisse le stylet et on fait agir un pôle de fer en forme de cône. On enlève la plaque d'ébonite et à sa place on fixe la corne d'acier (fig. 26) qu'on peut mobiliser autour des axes vertical et horizontal. Cette plaque d'acier, bien plus volumineuse que le stylet, possède une plus grande force d'attraction et permet de mobiliser le corps étranger. Celui-ci mobilisé, on enlève la corne métallique, on replace la plaque d'ébonite et on termine l'opération avec le stylet.

Electro-aimant de Volkmann. — L'aimant de Volkmann est de tous le plus maniable et ne présente aucun des inconvénients des autres aimants. On opère sur le malade couché ; l'œil n'a à faire aucun mouvement, c'est l'opérateur véritablement qui opère et non le malade. C'est avec l'électro-aimant de Volkmann que nous avons extrait ou tenté d'extraire les corps étrangers de tous nos malades.

L'électro-aimant de Volkmann pèse 25 kilogrammes. Le noyau de fer doux a près d'un mètre de longueur sur 5 centimètres de diamètre. L'épaisseur des fils enroulés autour du noyau de fer doux est beaucoup plus grande au niveau de l'extrémité utilisée où elle atteint 14 centimètres de diamètre ; au niveau de l'autre extrémité, l'épaisseur n'a qu'un diamètre de 10 centimètres. La couche des fils est entourée d'une gaîne de cuir. Non loin de son milieu, l'aimant est enserré dans un anneau de fonte nickelée ; cet anneau présente deux pivots qui s'adaptent à l'appareil de suspension. L'extrémité utilisée de l'aimant est terminée par une plaque percée en son centre d'un orifice avec pas de vis. C'est en ce point qu'on fixe les pôles.

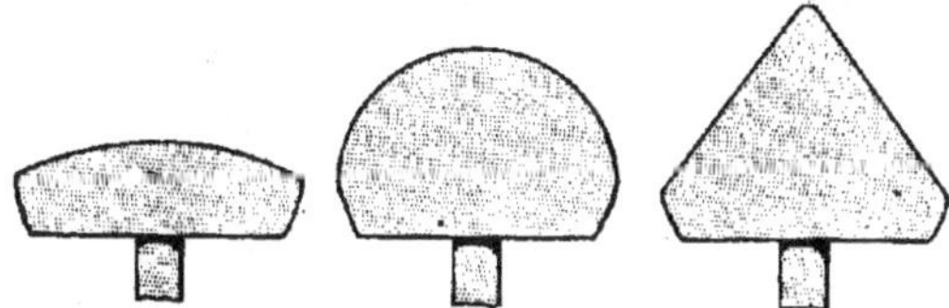

Fig. 27. — Pôles de l'électro-aimant de Volkmann.

Volkmann a fait construire trois pôles : plat, sphérique et conique (fig. 27).

Le pôle plat est un segment de sphère de 15 centimètres de diamètre ; les lignes de force sont parallèles. Le pôle sphérique a la forme d'une demi-sphère ; la force d'attraction est dirigée vers le centre de la sphère. Le pôle conique se compose d'un cône de 90° d'ouverture : son sommet est légèrement arrondi. Toutes les lignes de force se concentrent vers le sommet ; aussi a-t-il une force d'attraction considérable.

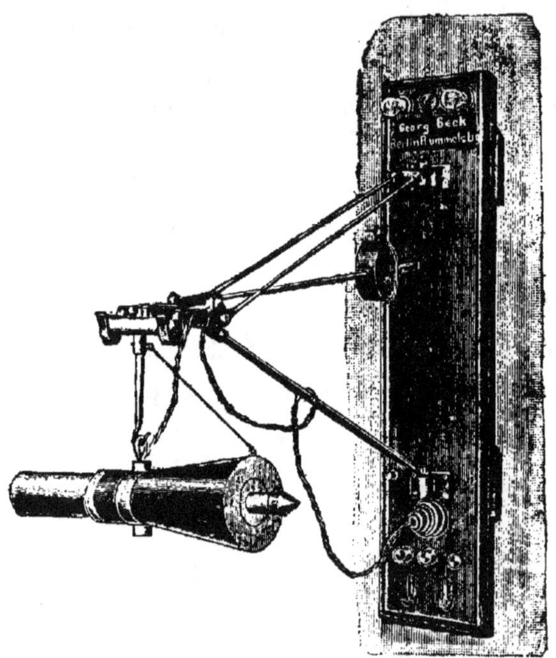

Fig. 28. — Electro-aimant de Volkmann.

Récemment Volkmann a modifié la forme de son électro-aimant. Il a diminué la longueur du noyau de fer doux et augmenté son épaisseur ; sa longueur est de 59 centimètre, son diamètre de 7 centim. 1/2. Le noyau reste décou-

vert en haut sur une hauteur de 14 centim. L'épaisseur des
fils enroulés est la même que dans le premier modèle de
Volkmann. Les pôles ont la même forme mais leur diamètre est un peu moindre c'est le dernier modèle qui est
représenté dans les figures 28 et 29.

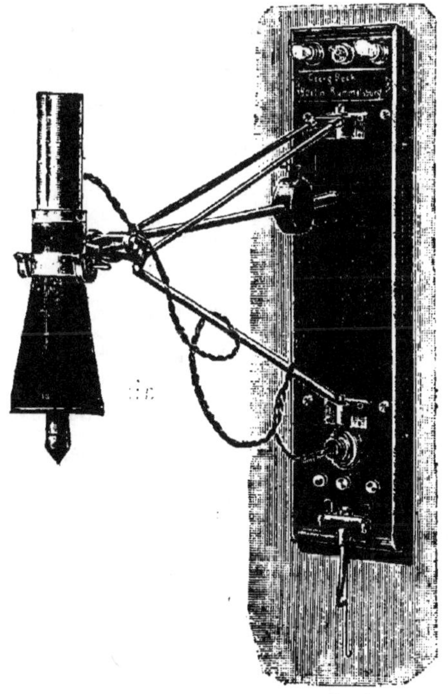

Fig. 29. — Electro-aimant de Volkmann.

Volkmann a adapté à son aimant un interrupteur à pé-
dale. L'opérateur peut lui-même, par la pression du pied,
ouvrir et fermer le courant. L'aide qui était chargé de
manier l'interrupteur bipolaire est ainsi supprimé.

L'appareil de suspension, dû au Dr Haas de Rotterdam, consiste en un appareil en fer triangulaire mobile. Sur son sommet repose un levier. Une des branches du levier est bifurquée pour supporter l'électro-aimant ; l'autre porte un contrepoids mobile de 6 kilogs. Les deux branches de fer, représentant l'axe de suspension, sont vissées sur une planche fixée elle-même au mur de la salle d'opération. L'électro-aimant, grâce à cet appareil de suspension, est mobile dans le sens horizontal et, grâce au levier, mobile dans le sens vertical. Avec une seule main on peut le mobiliser et l'amener au point voulu.

§ 2. — Avantages et inconvénients respectifs des gros et des petits aimants.

Nous ne parlerons que des deux aimants dont nous nous sommes servi : de l'aimant de Hirschberg (petit aimant) et de celui de Volkmann (gros aimant).

Lequel employer de ces deux aimants ? Quels sont leurs avantages, leurs indications ?

Certains ophtalmologistes emploient presque exclusivement soit l'un soit l'autre de ces deux aimants. Disons dès maintenant qu'il faut être éclectique, ne pas s'en tenir à une seule méthode mais souvent combiner les deux pour obtenir de bons résultats.

I. **Parallèle entre les deux aimants.** — 1° L'aimant géant présente l'immense avantage d'agir à distance sans être mis au contact des milieux oculaires. Le pôle du petit électro, aussi aseptique soit-il, détermine toujours un traumatisme du vitré, qu'il est bon d'éviter.

2° Le gros électro-aimant guide le corps étranger, et l'attire où le désire l'opérateur. sans même qu'il ait posé le diagnostic de sa situation exacte. Le petit électro-aimant peut être conduit, il est vrai, directement au contact du corps étranger, quand on a pu en déterminer la position, mais le plus souvent on y va un peu à l'aveuglette, même quand on a vu le corps étranger à l'ophtalmoscope et à plus forte raison si on ne l'a pas vu, ce qui est le cas le plus fréquent.

3° Enfin l'électro-aimant de Volkmann permet de faire en même temps et le diagnostic de la présence du corps étranger et son extraction. Tout se fait en une seule séance. L'aimant de Hirschberg est surtout un instrument d'extraction, beaucoup moins un instrument de diagnostic. Il servira dans la chambre noire à faire mouvoir un corps étranger mobile dans le vitré pendant qu'on l'examine à l'ophtalmoscope et à déceler ainsi sa nature magnétique.

II. Critiques faites contre les gros aimants. — On a accusé le grand électro-aimant de provoquer *des accidents* nombreux et en particulier :

1° Une vive douleur pendant l'extraction ;

2° Des hémorragies intra-oculaires,

3° Des décollements rétiniens,

4° Des lésions de l'iris et du cristallin,

5° Des lésions plus rares comme un glaucome aigu.

Reprenons ces critiques.

1° La *douleur* est généralement peu intense, très supportable, et la cocaïnisation de l'œil suffit presque toujours. Sur 28 cas observés nous n'avons donné le chloroforme qu'une seule fois ; nous avions affaire à une enfant indocile.

Chez un de nos malades la douleur a été intense parce que le corps étranger adhérait fortement aux membranes de l'œil, mais le chloroforme n'a pas été nécessaire.

Le contact de l'aimant avec l'œil doit être évité avec soin. Il réveille une violente douleur quand le corps métallique déplacé vient adhérer à l'aimant à travers la coque oculaire. Le corps étranger violemment attiré détermine le soulèvement de la cornée et de la sclérotique qui viennent se précipiter sur l'extrémité du pôle conique de l'aimant. Cette douleur est due à ce fait que les membranes de l'œil sont fortement comprimées entre l'aimant et le corps étranger.

2° Des *hémorragies intra-oculaires* surviennent parfois au cours de l'extraction. Elles sont dues à une attraction trop brusque du corps étranger qui blesse les tuniques de l'œil. Mais avec le petit électro-aimant, il faut inciser sclérotique, choroïde, rétine et une hémorragie peut bien se produire après cette section. D'ailleurs ces hémorragies ne comportent pas un pronostic grave. Dans un cas où un hyphéma s'était produit pendant l'extraction, le sang avait complètement disparu de la chambre antérieure au bout de quelques jours.

Si le sang s'épanche dans le vitré, le cas n'est pas con-sidérablement aggravé puisqu'il y a presque toujours eu une hémorragie post-traumatique antérieure à l'extraction.

3° Le *décollement rétinien* ne peut guère se produire que lorsque le corps étranger est volumineux, fixé depuis long-temps dans l'œil, situé sous la rétine ou fortement adhé-rent à elle.

En général le décollement ne survient que plus tard par suite des modifications pathologiques du corps vitré.

4° Quant aux *lésions de l'iris*, il suffit de savoir guider le corps étranger et de ne pas vouloir aller trop vite. Ces lésions doivent être évitées à tout prix. Hirschberg et Güns-berg (1) rapportent un cas d'atrophie aiguë du globe après une déchirure de l'iris au cours de l'extraction. Ce n'est pas à dire qu'une complication fâcheuse surviendra sûre-ment et Schmidt-Rimpler de Gottingue (2) cite un cas où le corps étranger avait arraché un segment de l'iris sans complications ultérieures. Il n'en est pas moins vrai que c'est un accident à éviter, d'autant plus que, si l'œil est infecté, on ouvre une voie de plus aux agents microbiens.

Le cristallin lui aussi risque d'être blessé. Mais il ne peut l'être que lorsqu'on tente d'amener l'éclat de fer dans la

(1) HIRSCHBERG et GUNSBERG, *Centralblatt für prakt. Augen.*, octobre 1900.

(2) 11ᵉ *Congrès international des sciences médicales* tenu à Rome du 29 mars au 5 avril 1894.

Béal   5

chambre antérieure. Or ces cas sont précisément ceux où le corps étranger a pénétré par la cornée et le cristallin a été le plus souvent déjà touché.

Nous avons fait à ce sujet plusieurs expériences sur le lapin. Après avoir introduit des fragments métalliques dans le vitré par une incision scléroticale, nous les avons extraits par la chambre antérieure en les faisant contourner le cristallin. Dans la plupart des cas, il y eut formation de cataracte.

5° Enfin on a signalé comme accident possible une *attaque de glaucome.*

Schirmer (1) a vu un violent accès de glaucome se déclarer après un essai d'extraction avec le grand électro-aimant.

Ce sont des accidents extrêmement rares qui ne sont probablement pas dus à l'aimant et en tout cas ne sauraient contrindiquer son emploi.

Le gros inconvénient de l'aimant géant comme du petit est de ne pas réussir dans tous les cas. Haab (2) donne comme cause à l'impossibilité de l'extraction :

1° L'enkystement du corps étranger ;

2° Les complications inflammatoires fibrineuses ou suppuratives;

3° La situation du corps étranger dans la paroi postérieure du globe ou dans le corps ciliaire. Ces corps étrangers du corps ciliaire sont souvent très difficiles à extraire. De

<hr>

(1) SCHIRMER, *Deutsche med. Wochensch.*, 3 mai 1894, p. 393.
(2) HAAB, *Zeitschrift für Augen.*, décembre 1902, p. 587.

Schweinitz (1) cite le cas d'un corps étranger de la région ciliaire sur lequel deux tentatives d'extraction avec l'aimant ne donnèrent aucun résultat. L'extraction ne put être faite qu'après diagnostic précis du siège du corps étranger par la radiographie.

Dans ces cas en effet où il est impossible de retirer l'éclat métallique, il est capital de diagnostiquer sa situation d'une façon précise. On peut alors inciser directement au niveau du fragment et faire agir l'aimant.

En somme, chacun des deux aimants a ses avantages et ses indications et si celui de Volkmann nous semble supérieur, il ne s'ensuit pas que nous abandonnions celui de Hirschberg. Loin de là et nous l'employons toujours lorsque le premier a échoué ou n'a fait qu'une partie de l'extraction des corps étrangers de la chambre postérieure, mais nous commençons généralement l'extraction par l'aimant de Volkmann.

§ 3. — **Indications et manuel**.

Il faut distinguer *2 cas* :

A. — L'accident vient de se produire.

L'extraction doit être faite *d'urgence* au même titre qu'une laparotomie dans une plaie pénétrante de l'abdo-

(1) DE SCHWEINITZ, *Collège médical de Philadelphie* sect. d'opht., 16 février 1897.

men. *Il n'y a alors aucune contrindication.* Dans le service de notre maître M. Morax, tout est continuellement prêt (boîtes d'instruments, collyres, champs stérilisés, électro-aimants de Volkmann et de Hirschberg) et l'extraction est faite quelques instants après l'arrivée du malade.

B. — L'accident s'est produit il y a déjà longtemps. Le traitement est alors plus délicat.

A. — L'ACCIDENT VIENT DE SE PRODUIRE.

Le corps étranger est :

1° dans la chambre antérieure ;

2° Dans l'iris ;

3° Dans le cristallin ;

4° Dans le segment postérieur flottant dans le vitré ou implanté dans les parois de l'œil.

1° **Le corps étranger est dans la chambre antérieure.** — L'extraction est généralement des plus simples. Après toilette soignée de l'œil, on fait une kératotomie latérale externe à la pique. On introduit l'un des pôles de l'électro-aimant de Hirschberg par la plaie cornéenne, on l'approche jusqu'au contact du corps étranger en ayant soin de ne pas aller toucher la cristalloïde antérieure et on établit le courant. Le corps étranger s'attache au pôle de l'aimant ; on le retire lentement pour que le fragment ne s'accroche pas aux lèvres de la plaie et ne retombe pas dans la chambre antérieure.

Il faut bien avoir soin de ne faire passer le courant que lorsque le pôle est au contact du corps étranger. Si le pôle était aimanté alors qu'il est encore loin du fragment métallique, celui ci peut glisser en arrière de l'iris d'où il peut être difficile de l'extraire si l'on n'a pas à sa disposition le

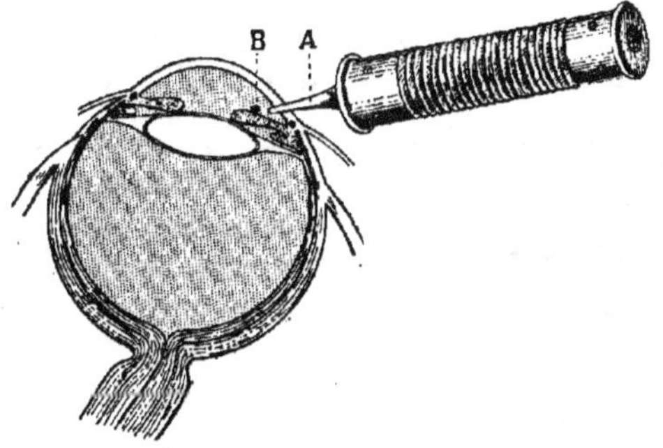

Fig. 30.

gros électro aimant. De plus on court ainsi le risque de produire une cataracte traumatique.

2° **Corps étrangers de l'iris.** — Lorsque le corps étranger est fixé dans l'iris, le même procédé peut suffire. Si l'extraction ne peut se faire ainsi, elle peut être tentée de *deux autres* manières :

1° Ou bien on essaie de détacher la parcelle métallique de l'iris en faisant agir le gros électro-aimant et on le retire avec le petit après ponction de la cornée.

2° Ou bien, et c'est ce qu'on doit faire quand la tentative avec l'aimant de Volkmann a échoué, on va saisir le corps

étranger avec une pince aimantée par contact. L'iris suit-il
le corps étranger, on le réduit si c'est possible et s'il est
sain, on le résèque si la réduction est impossible ou s'il est
infecté au point traumatisé. Il va sans dire qu'on le résèque au delà de la zone infectée, en tissu sain.

Après l'intervention, un nouveau lavage du globe au sérum stérilisé est pratiqué, deux gouttes d'atropine ou de
pilocarpine suivant les cas sont instillées dans les culs-de-
sac et un pansement binoculaire est appliqué pour obtenir
le repos complet de l'œil.

3º **Le corps étranger est dans le cristallin**. — Deux
cas se présentent en clinique :

a) Il n'y a pas d'infection ;

b) Il y a infection.

a) *Il n'y a pas d'infection*. — 1º Le malade peut avoir
un corps étranger du cristallin sans aucune opacité cristallinienne (Obs. de M. Morax, *Ann d'Ocul.*, 1905).

Il faut alors retirer *immédiatement* le corps étranger. La
cataracte traumatique peut être évitée dans certains cas.
Les deux aimants sont nécessaires. L'aimant de Volkmann
attire le corps étranger dans la chambre antérieure ; celui
de Hirschberg l'extrait de la chambre antérieure.

Dans ces cas il faut faire passer le corps étranger par la
plaie cristalloïdienne qu'il a créée en entrant dans le cristallin. Il est donc nécessaire de poser un diagnostic précis
de la localisation de cette plaie. Généralement elle n'est visible ni à l'éclairage oblique, ni au miroir plan. Le moyen

le plus simple est de chercher quelle direction il faut donner au regard pour que le corps étranger, la plaie cornéenne et l'œil du clinicien soient sur une même ligne droite. Au moment de l'application du gros aimant, on dit au malade de regarder dans cette direction et le corps étranger sort sans créer de nouvelle déchirure de la cristalloïde. D'ailleurs ce n'est pas seulement pour éviter un nouveau traumatisme qu'on doit agir ainsi. Dans les cas de corps étranger très petit on y est obligé pour pouvoir amener celui-ci dans la chambre antérieure. La force d'attraction exercée sur lui n'est pas assez grande pour lui faire traverser la cristalloïde (obs. précitée).

2° Si la cataracte a commencé à se former, si elle se développe régulièrement, si la tension oculaire ne s'élève pas, si le malade ne souffre pas, il faut attendre ou laisser la cataracte évoluer et plus tard on enlève à la fois cristallin et corps étranger. On agit aussi vite que possible pour éviter le sidérosis.

b) *Il y a infection.* — L'extraction doit être tentée *immédiatement.* On peut ainsi éviter une infection oculaire grave. On opère comme dans les cas où il n'y a ni infection ni cataracte.

4° **Le corps étranger est dans le segment postérieur.** — La conduite à tenir varie suivant que le corps étranger a pénétré par la cornée, le limbe ou par la sclérotique.

a) Le corps étranger a pénétré par la cornée ou le limbe.
--- Nous décrirons *deux procédés* :

1º Extraction par la cornée ou extraction combinée à l'aide des deux aimants. Procédé de choix ;

2º Extraction par la sclérotique par l'aimant de Hirschberg.

1º Procédé de choix. — *Extraction par la cornée ou extraction combinée à l'aide des deux aimants.* — Dans la première partie de l'opération le corps étranger est attiré dans la chambre antérieure avec l'aimant de Volkmann.

Dans la seconde il est extrait de la chambre antérieure avec l'aimant de Hirschberg par la plaie accidentelle ou après kératotomie.

A) *Première partie. — Attraction dans la chambre antérieure par l'aimant géant.*

Le malade est couché sur la table d'opération.

Première instillation de cocaïne à 5 0/0.

Savonnage des paupières, du rebord palpébral et de la région avoisinante (parties latérales de la base du nez, sourcils, région sous-orbitaire et temporo-orbitaire).

Deuxième instillation de cocaïne.

Lavage du globe et des culs-de-sac conjonctivaux avec du sérum physiologique stérilisé.

Troisième instillation de cocaïne.

Le visage est recouvert d'un champ perforé qui ne laisse à découvert que l'œil malade et les régions avoisinantes aseptisées.

Les pôles sont soumis à une ébullition prolongée.

On applique un blépharostat en laiton pour qu'il ne soit pas attiré par l'aimant et on procède à l'opération.

Cette attraction du corps étranger dans la chambre antérieure se fait en *deux temps* :

1º Dans un premier temps, on amène le corps étranger au niveau de la base de l'iris, en arrière de lui, c'est-à-dire au niveau de l'équateur du cristallin ;

2º Dans un second, on l'attire dans la chambre antérieure à travers l'orifice pupillaire.

En somme *on contourne le cristallin*.

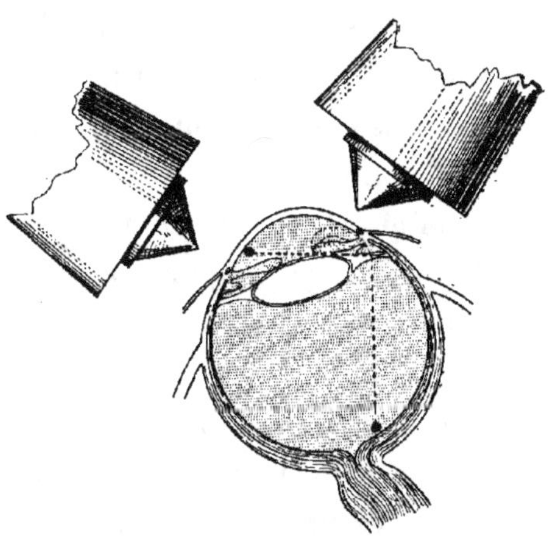

Fig. 31.

1ᵉʳ *temps*. — On prend généralement le pôle conique qui permet de mieux préciser le point où l'on veut attirer le corps étranger et de lui faire suivre le trajet le plus direct.

L'aimant étant recouvert d'une compresse aseptique et

placé verticalement, on le saisit à pleines mains par sa grosse extrémité.

On l'entraîne horizontalement pour le mettre au-dessus de l'œil de son malade. Arrivé là, on l'abaisse directement en bas.

L'extrémité du pôle est approchée tout près de l'œil jusqu'à 1 ou 2 millimètres, mais sans arriver au contact. Pour bien garder ses distances, on doit se tenir légèrement courbé, de façon à ce que l'œil de l'observateur soit sur un même plan horizontal que l'œil du patient ; on voit ainsi nettement la position respective de l'œil et de l'aimant. On appuie l'une de ses mains sur le front du malade, l'autre sur le menton et la joue du côté opposé. Un aide, au moyen d'une lampe électrique et d'une lentille, projette sur l'œil un faisceau lumineux intense.

On place l'extrémité du pôle *au niveau du limbe scléro-cornéen*, du côté qui est le plus rapproché de la plaie et on fait passer le courant.

L'aimantation intermittente est préférable à l'aimantation continue ; elle donne successivement, grâce à l'interrupteur bipolaire, une action positive ou négative. De cette façon on voit mieux les modifications qui surviennent du côté de l'œil en observant celui-ci au repos et au moment où l'électro-aimant agit sur le corps étranger. De plus si le malade souffre, il a quelques instants de répit quand le courant ne passe pas.

C'est le moment de surveiller son malade, c'est à ce moment qu'on affirme son diagnostic s'il est encore douteux.

Trois phénomènes en effet peuvent se produire isolément ou simultanément, confirmant la présence du corps étranger.

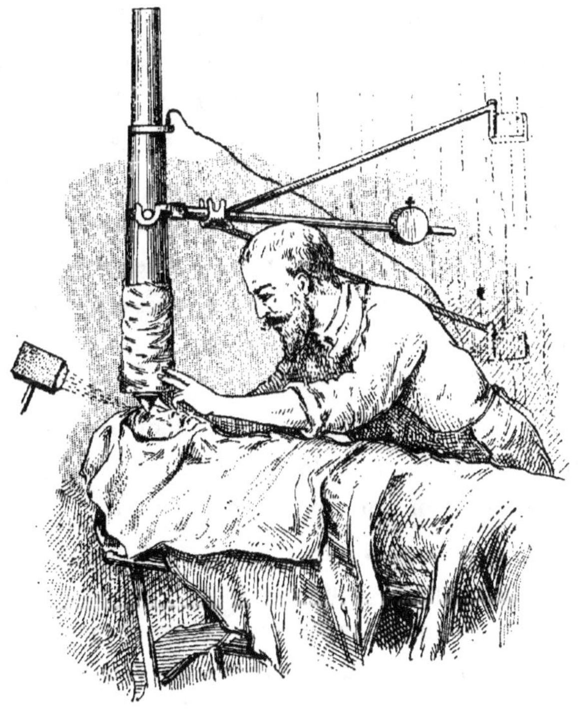

Fig. 32.

1° *Et d'abord la douleur.*

Si l'aimant agit, c'est-à-dire tend à déplacer le corps étranger, le malade accuse une douleur plus ou moins vive, mais toujours très nette au moment où passe le courant.

C'est le fragment métallique qui vient appuyer sur les membranes de l'œil ou tire sur celles-ci dans lesquelles il peut être solidement implanté.

Si l'application de l'aimant en ce point ne détermine aucune douleur, il faut le changer de place, le placer tour à tour sur les différentes parties du limbe scléro-cornéen ou un peu au delà au niveau de la sclérotique. On arrive bientôt sur un point où le passage du courant détermine une douleur nettement localisée. La douleur cesse aussitôt que le courant ne passe plus.

Cette douleur est souvent très nettement localisée ; elle existe sur une surface de 3 ou 4 millimètres carrés et n'existe que là. L'application en tout autre point n'est aucunement douloureuse.

Dans d'autres cas, l'application de l'aimant en un point quelconque détermine de la douleur ; mais même alors on trouve toujours un point précis où l'application de l'aimant détermine une douleur beaucoup plus vive. La douleur au passage du courant permet de dire qu'il y a corps étranger ; la douleur nettement localisée en précise le siège.

La valeur diagnostique de la douleur doit être discutée. Pour Mayweg la douleur indique d'une façon absolue la présence d'un corps étranger, l'absence de douleur est la preuve certaine qu'il n'y a pas de corps étranger. Cette opinion est vraie dans la grande majorité des cas, mais elle ne l'est pas dans tous.

Elle est vraie dans la majorité des cas. Nous nous rappelons entre autres l'observation d'un malade amené par M. Jocqs à Lariboisière. Ce malade avait reçu au niveau de l'œil un fragment métallique et présentait tous les symptômes cliniques d'un corps étranger intra-oculaire. L'application du gros aimant ne détermina aucune douleur et nous diagnostiquâmes l'absence de corps étranger intra-oculaire. L'œil dut être énucléé quelque temps après ; l'examen de l'œil fait par M. Jocqs montra qu'il ne contenait aucun corps étranger.

Mais l'opinion de Mayweg est fausse dans certains cas. Chez deux de nos malades, il n'y eut aucune douleur à l'électro-aimant et cependant l'œil contenait un fragment métallique. Chez l'un, le corps étranger fut retrouvé après l'énucléation et sa nature métallique fut démontrée par son attraction par l'aimant. Chez l'autre la présence d'un fragment métallique était rendue évidente par la formation d'une cône d'attraction irien très net à chaque passage du courant. Chez ces deux malades *il n'y eut aucune sensation douloureuse* ; le second seul accusa, après interrogatoires répétés, une sensation indolore d'attraction de l'œil !

L'absence de douleur dans ces deux cas s'explique aisément. La douleur est due soit à la traction que le fragment exerce sur les membranes profondes lorsqu'il est attiré en avant, soit à la pression qu'il vient exercer sur la face postérieure de l'iris.

Dans le premier cas l'éclat de fer était englué dans le vitré suppuré ; il ne tirait donc pas sur les membranes oculaires et ne venait pas appuyer sur l'iris ; il n'y avait pas de douleur.

Dans le second, le fragment était accolé depuis 7 mois à la face postérieure de l'iris. Toute trace d'inflammation avait disparu. Le corps étranger faisait pour ainsi dire corps avec l'iris, il se soulevait avec lui sans le traumatiser.

On peut donc dire que *l'existence de la douleur au passage du courant est un symptôme absolu de la présence d'un corps étranger magnétique intra-oculaire, mais que l'absence de la douleur ne permet pas d'affirmer l'absence de corps étranger.* Cependant nous pensons que dans un œil non infecté et blessé depuis peu de temps, l'absence de douleur devient synonyme d'absence de corps étranger intra-oculaire.

2° Un second symptôme important consiste dans *les mouvements de l'œil*. En regardant à jour frisant, on voit que le globe oculaire est soulevé quand le courant passe, quand le malade souffre, et qu'il retombe quand le courant est interrompu, quand le malade ne souffre plus.

Leur intensité est très variable avec le poids du corps étranger. Ils sont très marqués pour un fragment de 0 gr. 03 et au-dessus, ils le sont moins mais encore très nets pour des corps étrangers de moins de un centigramme.

Les mouvements de propulsion et de rétropulsion de l'œil, coïncidant avec l'apparition et la disparition de la douleur, suffisent largement à établir le diagnostic.

3° Enfin un troisième symptôme qui vient corroborer les

deux autres et en même temps nous avertit que la première partie de notre opération est finie, est le *soulèvement de l'iris*.

Pendant qu'on fait passer le courant il faut regarder avec soin la partie de l'iris qui répond à la pointe du pôle. On voit parfois un petit soulèvement de la base de l'iris, un véritable « *cône d'attraction irien* » dont le sommet s'avance vers l'aimant. Ce cône d'attraction irien nous indique d'une façon certaine, non seulement qu'il y a bien un corps étranger, mais que ce corps étranger est derrière l'iris et que le premier temps de notre extraction avec l'aimant géant est fini.

Si nous n'avons pas ce symptôme absolu, sur quoi nous fonder pour passer au deuxième temps ? Nous serons guidés alors par l'accentuation des deux premiers symptômes : douleur et mouvements de l'œil. Ces deux phénomènes ne se produisent pas toujours d'emblée, ou du moins ils n'ont pas dès le début leur maximum. C'est ce que nous avons vu chez un de nos malades. La douleur et les mouvements oculaires peu intenses d'abord, s'accrurent progressivement, arrivèrent à un maximum qu'ils ne dépassèrent pas après 3 ou 4 passages du courant ; comme nous ne pouvions voir nettement l'iris à cause du flou de la cornée, nous passâmes au deuxième temps qui s'acheva rapidement contrairement au premier.

2ᵉ temps. — Il s'agit maintenant d'attirer le corps étranger dans la chambre antérieure par la pupille. Rien n'est plus facile.

La pupille est moyennement dilatée par la cocaïne. On pourrait la dilater par l'atropine, mais cette dilatation supprimerait un symptôme qui n'est pas indispensable pour la confirmation du diagnostic, mais qui nous avertit de la présence du corps étranger là où nous voulions l'attirer : le soulèvement de l'iris. Nous n'avons pas essayé la dilatation atropinique ; elle pourrait peut-être faciliter le deuxième temps de l'opération ; en tout cas elle n'est pas indispensable.

Continuons l'extraction.

Supposons que dans le premier temps nous ayons appliqué le pôle en regard de la partie externe du limbe scléro-cornéen. Notre corps étranger est donc maintenant derrière la partie externe de l'iris, au niveau de la partie externe de l'équateur du cristallin.

Il faut placer l'extrémité de notre pôle en dedans de la pupille, au niveau de son bord interne ou un millimètre plus en dedans pour attirer le corps étranger dans le champ pupillaire.

Ce temps se fait généralement facilement ; si le pôle est bien au niveau de la pupille le corps étranger apparaît dans le champ pupillaire.

S'il n'est pas exactement sur le bord interne, le fragment métallique peut buter contre la partie postérieure du sphincter irien et n'apparaître qu'après plusieurs essais en subissant un mouvement de bascule sur le bord libre du sphincter pupillaire ; il peut même passer en arrière de l'iris du côté opposé à sa position primitive.

A ce moment, il faut éloigner légèrement l'électro-aimant. Si on le laisse trop près de la cornée, le corps étranger se précipite contre elle et la fait bomber au point de toucher le pôle aimanté. La cornée est ainsi comprimée et le malade souffre.

Si la plaie cornéenne est large, non cicatrisée, on peut extraire le corps étranger par cette plaie avec le gros électro. Mais généralement la porte d'entrée est trop petite ou en partie cicatrisée et il faut abandonner l'aimant de Wolkmann pour prendre celui de Hirschberg.

B) *Deuxième partie.* — Le corps étranger une fois dans la chambre antérieure, on l'extrait comme nous l'avons vu plus haut, à l'aide du petit électro-aimant. Cette partie de l'extraction est très simple. Elle se fait rapidement et sans douleur.

Cette méthode d'extraction est en somme une *méthode mixte*. On se sert de deux aimants. Tant que le fragment est dans le segment postérieur, on se sert du grand électro-aimant; on guide le corps étranger, sans toucher au vitré. Quand il est dans la chambre antérieure, on y voit clair avec l'électro-aimant de Hirschberg et on l'extrait avec lui.

2° AUTRE PROCÉDÉ D'EXTRACTION. — *Extraction avec le petit électro-aimant de Hirschberg après incision de la sclérotique.*

Béal 6

Toilette de l'œil.

Le chloroforme est indispensable pour mener l'opération à bien. Avant d'opérer, il faut avoir déterminé la situation exacte du corps étranger, ou sinon on s'expose à promener en aveugle le pôle aimanté dans tout le vitré. C'est une première difficulté et c'est le gros inconvénient de cette méthode, mais ce n'est pas le seul.

On fait une incision méridienne, de 8 millimètres de long, suivant l'un des diamètres obliques de l'œil, entre les muscles droits, du côté le plus près du corps étranger.

Cette incision doit commencer en arrière du corps ciliaire, à 6 ou 8 millimètres du limbe et finir un peu en avant de l'équateur.

Le blépharostat est mis en place, l'œil fortement tiré du côté opposé à la section.

On incise la conjonctive, puis la sclérotique en pénétrant profondément dans le vitré jusqu'au point où siège le corps étranger.

De cette façon, on fait une section nette de la charpente du corps vitré et cette section nette est moins à redouter que les déchirures fatalement produites par le pôle aimanté.

Il faut alors introduire l'aimant, mais auparavant choisir le pôle qui doit être employé. Ce choix dépend du siège du corps étranger. Si celui-ci est directement en regard de la plaie, on prend un pôle droit. Si au contraire il est au-dessus ou au-dessous, en avant ou en arrière de l'incision, c'est un pôle recourbé qu'il faut choisir. Si enfin l'éclat de fer est appliqué sur la rétine, à la face externe du vitré, on choisira encore un pôle recourbé, mais aplati suivant ses faces pour glisser en quelque sorte entre le vitré et les membranes de l'œil.

Le pôle choisi, on l'introduit vers le point où on croit être le corps étranger. Il serait logique de faire suivre au pôle le même chemin que le fragment pour désorganiser le moins possible le vitré, mais pratiquement c'est un fait à peu près impossible. On introduit donc l'aimant, on établit le contact et on attend quelques secondes. Si l'on est près du corps étranger il est bientôt attiré ; il se précipite sur le barreau aimanté en produisant un petit bruit caractéristique.

On retire lentement l'électro-aimant pour que le fragment de métal ne soit pas arraché par la résistance soit du vitré soit des lèvres de la plaie. S'il reste accroché contre les lèvres de l'incision, on le saisit avec une pince à iris aimantée et on l'amène à l'extérieur.

Mais l'extraction ne se fait pas toujours aussi aisément. Il faut introduire plusieurs fois l'aimant dans le vitré. Ces différentes tentatives rendues nécessaires par l'incertitude où l'on est de la situation du corps étranger, traumatisent et désorganisent le vitré.

En somme cette méthode d'extraction avec le petit électro-aimant est bien plus aléatoire que la méthode mixte exposée plus haut. Elle est plus aléatoire, parce que généralement il nous est impossible de savoir où est le corps étranger. Elle est plus aléatoire enfin parce qu'elle crée un traumatisme du vitré qui est bien moindre et bien plus limité avec l'emploi du gros électro-aimant.

En résumé quand un corps étranger a pénétré dans le vitré par la cornée, il faut appliquer la méthode mixte : aimant de Volkmann pour l'attirer dans la chambre antérieure, aimant de Hirschberg pour le retirer de la chambre antérieure.

b) LE CORPS ÉTRANGER A PÉNÉTRÉ PAR LA SCLÉROTIQUE. — L'extraction peut se faire de *deux manières* :

1° Avec le petit aimant ;

2° Avec le gros employé seul ou en même temps que le petit.

1° *Extraction avec l'aimant de Hirschberg*. — L'extraction se fait comme précédemment.

La seule différence est qu'on pénètre par une plaie accidentelle qu'on est parfois obligé d'agrandir. Le manuel est le même, les inconvénients aussi.

2° *Extraction avec l'aimant de Volkmann*. — L'extraction avec l'aimant de Volkmann est bien plus simple.

La première chose à faire, après toilette de l'œil, est de bien voir le siège, l'étendue de la plaie scléroticale et de mettre exactement en face de celle-ci l'extrémité mousse du pôle conique. Ceci a une grosse importance pratique. Si en effet on ne met pas le pôle exactement en regard de la plaie, le corps étranger au lieu d'être attiré vers celle-ci, est appliqué contre les membranes de l'œil aux environs de la plaie. Il ne sort pas et parfois il peut alors être impossible de l'extraire avec le gros aimant.

Mettons donc le pôle exactement en regard de la plaie et ne faisons passer le courant qu'à ce moment.

Deux cas peuvent se produire suivant la situation de l'éclat magnétique.

1º S'il est dans le vitré ou appliqué sur la rétine du côté du globe opposé à la plaie, l'aimant l'attire directement, lui faisant faire en sens inverse le chemin qu'il a parcouru. Il s'accole au pôle de l'aimant ou peut rester entre les lèvres de la plaie d'où il est enlevé facilement.

2º Si, au lieu d'être dans le vitré, il est appliqué à la face externe de ce corps vitré, entre lui et la rétine et s'il a pénétré obliquement dans l'œil de façon à se trouver à 1/2, 1 centimètre ou plus de la porte d'entrée, l'effet n'est plus le même.

Le corps étranger ne se mobilise pas aussi bien, le malade souffre au point où l'éclat métallique comprime sa sclérotique, celle-ci se soulève légèrement mais il ne vient rien à la plaie. Si on applique l'électro-aimant au point où le malade dit souffrir, on détermine alors un cône d'attraction sclérotical analogue au cône d'attraction irien que nous avons vu plus haut. Dans ce cas on peut recourir à *deux procédés* : essayer encore l'extraction avec l'aimant géant, ou extraire avec le petit.

Le premier échoue souvent. Supposons que le fragment

soit à 1 centimètre au-dessus de la plaie. Nous mettons l'extrémité du pôle au-dessous de la plaie en le tenant verticalement ou mieux horizontalement. Le corps étranger pourra ainsi glisser plus facilement mais on peut échouer. Force est de recourir alors au petit aimant.

Le pôle recourbé et aplati est conduit lentement à la surface externe du vitré entre celui-ci et la rétine et va cueillir le corps étranger là où il se trouve, c'est-à-dire là où le gros électro-aimant nous l'a montré, au sommet du cône d'attraction sclérotical.

3° PROCÉDÉ D'OCCASION. — Dans certains cas, l'extraction ne peut se faire avec l'électro-aimant. C'est que le fragment métallique adhère fortement aux membranes de l'œil. On peut alors agir comme Braunstein (1) dans un cas qu'il rapporte. Il introduisit une pince à griffes dans la direction du corps étranger. Cette pince était aimantée par contact. Il saisit le corps étranger qui fut en même temps attiré et extrait par la pince aimantée.

Mais pour cela plus encore que pour l'extraction avec l'aimant de Hirschberg il faut avoir localisé la parcelle de métal dans l'œil et d'une façon précise. On a pu le faire avec le gros aimant ou par la radiographie si on a été obligé d'attendre.

En résumé nous employons toujours le gros électro-aimant en premier lieu ; il suffit souvent. S'il ne suffit pas, nous avons

(1) BRAUNSTEIN, *Wiestnik opht.*, année XIX, f. 6, nov. déc. 1902.

recours à l'aimant de Hirschberg. Mais nous ne l'employons jamais en premier lieu lorsque nous ne pouvons pas opérer à ciel ouvert. Ce n'est que dans les corps étrangers de la chambre antérieure où on voit ce que l'on fait que nous employons d'emblée le petit électro aimant.

Et nous passons aux cas beaucoup plus difficiles à résoudre, où le corps étranger est dans l'œil depuis un temps plus ou moins long.

B. — L'ACCIDENT S'EST PRODUIT IL Y A DÉJA LONGTEMPS.

Dans ces cas la conduite du chirurgien est beaucoup plus délicate.

Il n'a pas à rechercher ici comme précédemment si la porte d'entrée est cornéenne ou scléroticale ; peu lui importe. Le tout est de savoir comment l'œil s'est comporté et se comporte vis-à-vis du corps étranger.

Nous n'avons pas ici à discuter le diagnostic de la présence d'une parcelle métallique dans l'œil, nous savons comment faire le diagnostic.

Il s'agit de se décider ou pour l'intervention ou pour l'expectation.

Deux cas bien tranchés sont à distinguer :

1° Ou l'œil est normal ou à peu près ;

2° Ou il y a une lésion.

1° L'ŒIL EST NORMAL OU A PEU PRÈS. — L'acuité est de 5/6, 5/10. Les milieux sont transparents. Il n'y a ni douleur, ni larmoiement, ni irritation oculaire. L'autre œil ne présente aucun symptôme d'ophtalmie sympathique.

Faut-il intervenir? Faut-il attendre?

Si le corps étranger est dans la chambre antérieure, il n'y a pas de doute, il faut l'extraire. Ces cas sont peu embarrassants.

Il n'en va pas de même quand on a affaire à un corps étranger du vitré. Si on l'extrait, le malade est à l'abri des accidents nombreux qui peuvent survenir soit dans l'œil atteint, soit dans son congénère. Mais l'opération peut amener une diminution de l'acuité visuelle et le malade accepte difficilement cette nouvelle situation dont il accuse le chirurgien. Si on ne l'extrait pas, le malade peut conserver longtemps son œil à peu près normal, mais il existe toujours un doute sur la continuité de cet état de choses.

Nous croyons que même dans ces cas il faut intervenir. Ce n'est plus une opération d'urgence comme lorsque l'accident est récent, mais à notre avis il faut opérer sans tarder et ne pas attendre des symptômes de sidérose, d'irritation ou d'infection et à plus forte raison d'ophtalmie sympathique. En attendant nous faisons courir des risques à notre malade. Sans doute on cite des cas où le malade a porté toute sa vie un éclat métallique dans son œil sans accidents, mais bien plus nombreux sont ceux où, après une durée variable, des symptômes se sont brusquement déclarés et ont fait perdre l'œil atteint et parfois l'œil sain.

En opérant au contraire, on risque d'avoir après l'opéra-

tion une vision moins bonne qu'avant, et encore cet affaiblissement n'est pas fatal, mais nous mettons le malade à
l'abri de complications bien plus graves.

L'extraction se fera comme pour les corps étrangers récents. Dans ces cas où nous supposons l'absence de lésions
et partout de cataracte, il est prudent de pratiquer l'extraction par la voie scléroticale après avoir déterminé par la
radiographie le siège du fragment métallique. L'extraction
par la cornée ferait courir le risque d'une cataracte traumatique opératoire.

2° IL Y A UNE LÉSION OCULAIRE. — Tout dépend de la lésion.

a) Il y a des phénomènes d'ophtalmie sympathique. L'é-
nucléation s'impose aussi rapide que possible ; il n'y a pas
à hésiter car l'œil traumatisé est presque toujours perdu
pour la fonction.

Si l'acuité était encore bonne, on essaierait d'abord
d'extraire le corps étranger, quitte à faire l'énucléation si
les symptômes d'ophtalmie sympathique ne disparaissaient
pas.

b) L'œil présente des lésions qui ont aboli ou à peu près
la vision (hémorragie intra-oculaire, issue abondante du
vitré, décollement rétinien, sidérose, atrophie secondaire du
globe). Il faut extraire le corps étranger pour éviter l'ophtalmie sympathique et conserver si possible un moignon.

Si l'extraction est impossible, on énuclée.

c) Il existe une cataracte.

Les antécédents, la coloration verdâtre de la cataracte en font connaître facilement la nature. Nous distinguons trois cas.

1º *Le malade a une bonne perception et une bonne projection.* — Il faut extraire la cataracte. Le cristallin enlevé, on cherche le corps étranger dans les masses cristalliniennes. Si on le trouve, on peut espérer un bon résultat. Si on ne le trouve pas, on le cherche en arrière et on l'extrait suivant les procédés indiqués plus haut.

2º *Il y a perception lumineuse mais mauvaise projection.* — L'extraction doit être tentée, ne serait-ce que pour conserver au malade une partie de son champ visuel.

En cas d'insuccès, énucléation.

3º Il n'y a *plus de perception lumineuse.* On pourrait encore tenter l'extraction pour conserver la forme du globe mais ici, l'œil ne servant plus à rien, on fait plus **souvent** l'énucléation.

d) Dans certains cas, l'œil après être resté longtemps normal, présente de la douleur, du larmoiement, un peu de photophobie, en un mot ces symptômes d'infection sympathisante à marche subaiguë qui forme souvent le prodrome de l'ophtalmie sympathique. Ces symptômes, dus souvent à une mobilisation du corps étranger, peuvent marcher rapidement et on doit y remédier au plus vite, par une tentative d'extraction qui, si elle réussit, peut les faire disparaître, par l'énucléation si l'extraction est impossible.

Pour finir nous dirons que l'intervention s'impose presque toujours ; dans des cas récents, d'une façon urgente et c'est la seule façon de conserver la fonction de l'organe ; dans les anciens, pour maintenir au moins le statu quo et mettre le malade à l'abri des redoutables accidents de l'ophtalmie sympathique.

CHAPITRE III

PRONOSTIC

Le pronostic est variable, mais d'une façon générale on peut dire qu'il est *très grave*. S'il en est qui, après un corps étranger retiré ou non, gardent toujours une bonne acuité, il en est d'autres qui ont la vue définitivement perdue dès l'accident, ou qui la perdent ensuite, non seulement de l'œil atteint mais de l'œil sain, plus ou moins longtemps après l'accident. On cite trop facilement les cas heureux. Ces cas heureux finissent généralement dans la suite par devenir des cas malheureux.

Parfois le corps étranger peut sortir spontanément après un temps variable. Oliver (1) cite un cas d'expulsion spontanée du corps étranger. C'était un éclat de fer qui avait séjourné deux ans dans le cristallin, celui-ci était farci de cristaux de cholestérine. Le corps étranger sortit spontanément sans réaction oculaire en traversant l'iris et la cornée. Ces cas d'expulsion spontanée, relativement fré-quents pour les fragments de cuivre, sont beaucoup plus rares pour les corps étrangers magnétiques.

(1) Oliver, *Soc. opht. de l'hôpital Willez à Philadelphie*, 11 mars 1901.

Pour porter un pronostic raisonné, on doit se fonder sur de nombreux éléments :

1° *L'étendue de la plaie, la violence du traumatisme.* — Il est des cas où l'étendue des déchirures des membranes profondes, l'abondance de l'hémorragie intra-oculaire ou de la perte du vitré permettent d'affirmer la perte définitive de l'œil.

Plus la plaie est petite, moins il y a de perte de vitré et de sang dans l'œil, plus le malade a de chances de conserver une bonne acuité.

2° *La nature du corps étranger.* — Ce sont les corps magnétiques, dont nous nous occupons ici, et le cuivre qui sont les plus dangereux.

Les grains de plomb le sont bien moins.

Les éclats de verre, l'or, l'argent le sont encore moins . Ce sont en somme les corps oxydables qui sont le plus néfastes. Les corps inoxydables chimiquement indifférents sont bien mieux supportés.

Telles sont les conclusions auxquelles est arrivé Leber après de nombreuses observations.

3° *La septicité du corps étranger.* — C'est un facteur très important du pronostic. Cette infection est grave, non seulement au point de vue de l'avenir fonctionnel de l'œil traumatisé, mais encore parce qu'elle peut être le point de départ d'une ophtalmie sympathique comme l'a montré Jeulin (Th. de Paris 1894). Les symptômes d'infection sont alors peu accusés et affectent le type de l'irido-choroïdite subaiguë ou chronique avec exsudats.

Il va sans dire que l'infection revêt une intensité variable depuis l'infection de la porte d'entrée jusqu'à la panophtalmie et que le pronostic est calqué sur l'intensité de l'infection.

4º *Siège du corps étranger.* — Le siège du corps étranger a une grosse importance. L'iris et le corps ciliaire sont les deux régions les plus dangereuses. On voit parfois des cas où des corps étrangers de ces régions n'ont déterminé aucun accident ; Armaignac cite un cas où un éclat métallique resta 16 ans enkysté dans le corps ciliaire sans réveiller de phénomènes réactionnels. Rohmer cite un cas analogue. Mais ces cas sont l'exception.

Les fragments implantés dans la choroïde ou la rétine sont également d'un mauvais pronostic.

Le cristallin au contraire est la partie de l'œil qui supporte le mieux les corps étrangers ; généralement il se cataracte ; parfois au contraire il reste transparent, du moins en grande partie. De Lantsheere (1) publie une observation où un fragment métallique était logé dans la partie supérieure du cristallin qui était peu opacifiée. V. 2/3. Dans un cas de Vignes (2) le cristallin était resté complètement transparent pendant trois ans, malgré

(1) De Lantsheere, *Presse méd. belge*, 18 octobre 1896.
(2) Vignes *Soc. d'opht. de Paris*, 3 janvier 1904.

une plaie de la cristalloïde. L'œil fut énucléé pour irido-choroïdite et décollement rétinien. Le corps étranger n'avait pu être retiré avec l'électro-aimant.

Tel encore le cas que M. Morax a rapporté dans les *Annales d'oculistique* de 1905.

5º *Poids et volume du corps étranger*. — Ces éléments du pronostic sont très importants. Hirschberg divise les corps étrangers en : petits, 25 à 30 millig.; moyens 50 à 180 millig.; grands, 200 à 500 millig. Quand le fragment est petit ou moyen on a quelque chance de succès ; quand le fragment pèse de 200 à 500 millig., l'œil est perdu à coup sûr.

Le poids du corps étranger joue encore un grand rôle : un corps étranger léger se fixera mieux et restera fixé. Un fragment volumineux se fixe moins bien et surtout, s'il se fixe, il se mobilisera plus facilement, pouvant réveiller des accidents qui avaient disparu autrefois.

6º *Conséquences tardives*. — 1. Il faut toujours penser à la possibilité de l'ophtalmie sympathique si le fragment n'a pas été retiré. Cette complication n'est pas fatale et Coppez (1) relate un cas où le corps étranger resta 32 ans dans les membranes de l'œil, près de la papille, sans donner lieu à aucune lésion de l'œil opposé. Ces cas sont rares.

2. Le décollement rétinien est fréquent. Il s'explique par le fait même du traumatisme, l'issue plus ou moins abondante du vitré et sa désorganisation consécutive.

(1) *Soc. belge d'ophtalmologie*, 29 avril 1899.

3. Une complication extrêmement grave est la sidérose ou intoxication rétinienne par le fer dissous. L'apparition de la sidérose équivaut à un arrêt de mort de l'organe ; la cécité persiste ou s'installe même après ablation du fragment métallique.

La sidérose complique surtout les corps étrangers de la rétine et de la choroïde. Elle est plus rare dans les corps étrangers du vitré, exceptionnelle quand le fragment siège dans le cristallin ou la chambre antérieure.

La sidérose s'annonce souvent par de l'héméralopie, un léger rétrécissement du champ visuel et l'augmentation de l'acuité visuelle à une lumière faible. La cornée présente à sa face postérieure de petits points jaunes. L'iris bleu ou gris devient brun sale, rouillé ; la membrane s'atrophie et présente bientôt des synéchies postérieures jaune d'ocre. Le cristallin quand il est cataracté prend également une teinte rouillée.

La crainte de cette complication doit déterminer le chirurgien à tenter l'extraction de façon aussi précoce que possible.

En somme le pronostic doit toujours être très réservé et on peut dire qu'en général tout corps étranger profond détermine tôt ou tard un affaiblissement considérable de la vision quand il ne la supprime pas complètement.

Au sujet du pronostic nous croyons utile de donner une vue d'ensemble des observations de corps étrangers que nous avons recueillies dans le service de Lariboisière et de comparer notre statistique aux statistiques de Hirschberg, Hurzeler, Hildebrand, Coppez, von Schütz-Holzhausen, Mayweg.

Résumé des observations.

Nous relevons dans ces 27 observations :

3 corps étrangers intra-cornéens ;

1	—	—	intra-sclérotical ;
2	—	—	de l'iris ;
2	—	—	du cristallin ;
1	—	—	de la chambre antérieure ;
18	—	—	du vitré.

1° Corps étrangers intra-cornéens.

Obs. I. — Extraction facile, faite au 14e jour.

5/15 avant extraction.

Le malade n'est pas revenu à la consultation.

Les symptômes d'irritation ont dû disparaitre progressivement.

Obs. II. — Extraction facile, faite le 5e jour.

Diminution progressive mais lente des symptômes d'irritation entretenus par la tache de rouille persistant au niveau de la plaie.

Obs. III. — Extraction facile, le 5e jour.

Treize jours après l'accident le malade sort guéri. Conservation d'une taie cornéenne de coloration rouillée.

En somme 3 cas, 3 succès.

Béal

7

2° Corps étrangers de la sclérotique.

Obs. IV. — Extraction, tentée un mois après l'accident, impossible avec l'électro-aimant. Il faut débrider la sclérotique au bistouri. Exeat deux jours après.

3° Corps étrangers de l'iris.

Obs. V. — Extraction très facile avec les deux aimants deux heures après l'accident.

Le malade n'a pas été revu.

Obs. VI. — L'extraction n'a pu être faite malgré plusieurs tentatives.

Après extraction des masses cristalliniennes,

$$OG\ 0° + 4 + 10 = 6 \text{ opts.}$$

4° Corps étrangers du cristallin.

Obs. VII (M. Morax).— Aucune opacité cristallinienne.

$$V = 5/7 \text{ à } 5/10.$$

Obs. VIII. — Résultat inconnu.

5° Corps étrangers de la chambre antérieure.

Obs. IX. — Extraction 24 heures après l'accident ; après extraction de cataracte traumatique $OG + 11\ V = 3$ opts.

6° Corps étrangers du vitré.

Obs. X. — Histoire inconnue

Extraction facile avec l'électro-aimant de Volkmann.

Poids du corps étranger : 0 gr. 02.

Accident : léger hyphéma après l'extraction.

Suites inconnues.

Oʙs. XI. — Plaie scléroticale.

Corps étranger volumineux : 0 gr. 33.

Extraction très facile avec l'électro-aimant de Volkmann, atrophie du globe. Pas de perception lumineuse.

Pas d'accidents sympathiques.

Oʙs. XII. — Plaie du limbe.

Poids : 0 gr. 02.

Premier essai d'extraction (aimant de Volkmann) le 5e jour après l'accident, en pleine infection.

Aucun résultat.

Extraction (aimants de Volkmann et de Hirschberg), au 10e jour facile.

Atrophie du globe. Pas de perception lumineuse.

Pas d'accidents sympathiques.

Oʙs. XIII. — Aucune porte d'entrée visible.

Essais d'extraction (aimant de Volkmann) : 1er essai le lendemain de l'accident ; 2e essai, le 3e jour.

Aucun résultat. Enucléation.

Présence du corps étranger constatée à l'examen anatomique.

Oʙs. XIV. — Porte d'entrée cornéenne.

Poids : 0 gr. 024.

Extraction (aimants de Volkmann et de Hirschberg), 52 heures après l'accident, en pleine infection.

Suites bonnes d'abord, puis réinfection.

Enucléation.

Oʙs. XV. — Porte d'entrée scléroticale.

Poids : 0 gr. 03.

Extraction (aimant de Hirschberg), 2 heures après l'accident.

Pas d'infection.

9 jours après V $= 5/87.50$.

Avant extraction, comptait les doigts à 20 centimètres.

Obs. XVI. — Porte d'entrée cornéenne.

Poids du corps étranger $= 0$ gr. 013.

Extraction avec les deux aimants, six semaines après l'accident.

Irido-cyclite traumatique légère.

Perception quantitative.

Obs. XVII. — Porte d'entrée cornéenne.

L'électro-aimant ne détermine aucune douleur et ne ramène pas de corps étranger. Le fragment métallique n'est décelé qu'après énucléation.

Obs. XVIII. — Porte d'entrée scléroticale.

Le poids n'a pas été noté.

Extraction avec les deux aimants, 12 heures après l'accident.

Hémorragie du vitré.

Après extraction douleur spontanée et provoquée.

Enucléation.

Obs. XIX. — Porte d'entrée scléroticale.

Poids du corps étranger : 0 gr. 25.

Extraction avec les deux aimants.

Avant extraction : décollement rétinien V $= 3$ opt.

Après extraction : cataracte, extraction.

Le malade n'est pas revenu.

Obs. XX. — Porte d'entrée cornéenne.

Poids du corps étranger : 0 gr. 026.

Extraction avec les deux aimants, 24 heures après l'accident.

Pas d'infection.

V $= 6$ opts.

Obs. XXI. — Porte d'entrée scléroticale.

Poids du corps étranger : 0 gr. 024.

Extraction avec les deux aimants, une heure après l'accident.

1 opt. à 3 mètres. Vitré trouble. Irido-cyclite tardive.

Obs. XXII.— Porte d'entrée cornéenne.

Poids inconnu.

Extraction à l'électro-aimant de Volkmann, 5 jours après l'accident. Pas d'infection.

Vue bonne sans pouvoir être déterminée à cause de l'âge de l'enfant.

Obs. XXIII. — Porte d'entrée cornéenne.

Tentatives d'extraction infructueuses.

Ne compte pas les doigts. Fond inéclairable.

Obs. XXIV. — Enucléation sans tentative d'extraction (sidérose) 9 mois après l'accident.

Obs. XXV. — Porte d'entrée cornéenne.

Poids du corps étranger : 0 gr. 012.

Extraction à l'aimant de Volkmann 14 mois après l'accident. Sidérose.

Perception quantitative.

Obs. XXVI. — Porte d'entrée cornéenne.

Poids du corps étranger inconnu.

Extraction avec l'aimant de Hirschberg. 4 jours après l'accident. Infection oculaire.

Atrophie du globe.

Obs. XXVII. — Porte d'entrée cornéenne.

Poids du corps étranger inconnu.

Extraction avec les deux aimants deux jours après l'accident en pleine infection.

L'infection qui avait diminué considérablement reparaît.

Enucléation.

En résumé sur ces 18 cas de corps étranger du vitré nous avons :

2 résultats inconnus.

3 cas d'atrophie (17,64 0/0).

6 énucléations (35,28 0/0).

3 cas où la forme de l'œil fut conservée avec perception quantitative (17,64 0/0).

2 cas de bonne acuité (11,76 0/0).

2 cas d'acuité faible (11,76 0/0).

L'extraction des corps étrangers des segments antérieur ou postérieur fut réussie dans 23 cas soit 75,19 0/0, impossible dans 4 cas, soit 24,81 0/0.

Si nous examinons les statistiques des auteurs qui ont publié des statistiques nous voyons les résultats suivants.

Hirschberg n'obtint aucun résultat pendant dix ans, avant l'emploi de l'aimant. Les dix années suivantes où il se servit de son électro-aimant, sur 13 succès il en eut 7 satisfaisants et 6 médiocres.

Hurzeler rassemble 313 cas. L'extraction est réussie dans 64,85 0/0 des cas. Une certaine acuité est conservée dans 22,04 0/0, la forme dans 17,24 0/0 des cas.

Enucléation ou phtisie du globe, 50 0/0.

Hildebrand publie deux statistiques, l'une portant sur 322 cas, l'autre sur 66. Dans la première il note 80 corps étrangers du segment antérieur qui tous furent extraits : les résultats furent : suppuration 16,25 0/0 ; bon résultat

83,75 0/0. Sur les 248 corps étrangers du segment postérieur l'extraction fut possible 174 fois (70,16 0/0). Ces extractions donnèrent comme résultats :

Phtisie du globe.	13 0/0
Enucléation.	15 0/0
Favorable.	52 0/0
Forme conservée.	16 0/0
V. conservée	36 0/0

Dans la seconde statistique Hildebrand relate 66 cas dont **51 du vitré**. Sur ces 51 cas l'extraction fut possible 38 fois (**74,50 0/0**) et donnna les résultats suivants :

2. Enucléation	5,26 0/0
7. Phtisie du globe	18,42 0/0
7. Forme conservée	18,42 0/0
16. Bonne vue.	42,10 0/0
6. Perception lumineuse	15,78 0/0

Sur 33 corps étrangers du vitré, Coppez réussit l'extraction 28 fois (84,84 0/0). Ces 28 cas se décomposent comme suit :

1. $V = 2/3$.	3,57 0/0
2. Perception lumineuse.	7,14 0/0
5. Forme conservée	17,85 0/0
20. Enucléation	71,42 0/0

Considérant tous les cas en bloc dans lesquels le résultat paraît définitif il donne :

Vision conservée (2/3 à perception lumineuse) ou améliorable par une opération ultérieure, 29 0/0.

Forme conservée sans acuité, 14 0/0.

Enucléation, 57 0/0.

La statistique de von Schutz-Holzhausen pour les corps étrangers du segment postérieur est la suivante :

Cas où l'extraction fut impossible, 30 0/0.

Bonne vue, 50 0/0. Atrophie, 16,66 0/0. Enucléation, 25 0/0.

Cas où l'extraction put être faite, 70 0/0.

Vue faible, 35,72 0/0. Vue considérablement diminuée, 64,28 0/0.

La statistique de Mayweg donne pour 72 corps étrangers du segment postérieur :

Enucléation.	12,40 0/0
Forme conservée.	36,03 0/0
Compte les doigts	15,17 0/0
Bonne vue	36,40 0/0

L'ensemble de ces statistiques nous montre d'une façon générale que le pronostic des corps étrangers métalliques de l'œil est sérieux et doit toujours être réservé. Mais si on compare ces résultats à ceux qu'on obtenait avant l'emploi de l'aimant, on voit que le pronostic est considérablement amélioré et que l'introduction des électro-aimants en ophtalmologie a fait faire un grand pas à la thérapeutique des corps étrangers oculaires.

BIBLIOGRAPHIE

Abt. — *Recherche et localisation exacte des corps étrangers de l'œil et de l'orbite par les rayons X.* Th. de Nancy, 1900, n° 32.

Alexander. — Eclat de fer dans le corps vitré. — Extraction avec l'électro-aimant. *Centr. f. pr. Augen.*, novembre 1881, p. 337, 339.

Antonelli. — Radiographie des tissus de l'œil. *Compte rendu de la Soc. d'opht. de Paris*, 7 décembre 1897.

Arlt (de). — *Des blessures de l'œil au point de vue pratique et médico-légal.* Paris, 1887.

Armaignac. — Corps étranger métallique de l'œil. *Soc. de méd. et de chir. de Bordeaux*, séance du 23 mars 1906.

— Corps étranger volumineux de l'œil passé inaperçu pendant 3 mois et sorti spontanément. *Soc. de méd. et de ch. de Bordeaux*, 25 octobre 1895.

— Un cas de tolérance excessive de l'œil pour un corps étranger enkysté dans le corps ciliaire. *Soc. de méd. et de ch. de Bordeaux*, séance du 7 avril 1899.

— Corps étrangers intra-oculaires. *Ann. d'oc.*, t. CXIV, 462.

Asmus. — Mon expérience avec le sidéroscope depuis l'établissement des tramways électriques à Dusseldorf. *Klin. Monat. f. Augen.*, juin 1901, 423.

— *Le sidéroscope et son application.* Bergmann, édit., Wiesbaden, 1898, 88 pages.

— Communication sur l'électro-aimant de Schumann. *Kl. Monat. f. Augen.*, mars 1904, 241.

— Sur la valeur de l'appréciation de la dimension des éclats métalliques intra-oculaires avant l'extraction par l'électro-aimant. *Kl. Monat. f. Augen.*, mars 1902, 227.

Ausin. — Corps étrangers ferrugineux du cristallin. *Ann. d'oc.*, août 1892.

Baer. — Corps étranger de l'œil. *Monat. f. Unfallkunde.* Jahrgang I, n° 3.

Baker (**Albert Rufus**). — L'emploi de l'électro-aimant pour l'extraction des corps étrangers de l'œil. *Opht. Record*, vol. III, n° 12, p. 467.

Barkan (**A.**). — 6 cas successifs d'extraction de fragments d'acier intra-oculaires par l'électro-aimant. *Soc. des médecins allemands de San-Francisco*, 1895.

— 4 cas d'éclats de fer extraits à l'aide de l'électro-aimant de Haab. *Arch. of Opht.*, vol. XXXVII, 1898, n° 1.

— Enlèvement heureux d'un grand morceau d'acier avec l'électro-aimant de Haab. — Delirium tremens. — Mort. *Arch. of Opht.*, vol, XXXVII, n° 2, 179.

— Nouvelle contribution à l'extraction d'éclats de fer à l'aide du grand électro-aimant. *Arch. of Opht.*, vol. XXXVIII, f. 3, 283.

Basso. — Sur l'extraction des éclats de fer de l'intérieur de l'œil, au moyen de l'électro-aimant. *Clinica oculistica*, janvier 1906.

Baudry. — Diagnostic des corps étrangers du segment postérieur de l'œil. *Nord Médical*, 15 janvier 1907.

Beauvois. — Corps étranger intra-oculaire. — Extraction à l'électro-aimant. *Recueil d'opht.*, décembre 1905, 713.

Berger (**A.**). — Casuistique des blessures oculaires par armes à feu. *Wiestnik opht.*, t. XXII, juillet-août 1905, p. 415.

Bergmeister. — Paillette d'acier dans le corps vitré, avec conservation de la vue. *Kl. Monat. f. Aug.*, février-mars 1875.

Berlin. — Obs. sur les corps étrangers dans le corps vitré. *Arch. f. Opht.*, 1868, Bd. XIV, 275-332.

— De la marche des corps étrangers dans le vitré. *Arch. f. Opht.*, 1867, Bd. XIII, Abth. 2.

— Deux cas de corps étranger du vitré. *Arch. f. Aug. und Ohren.*, 1869, vol. I, 1re partie, 150-154.

Bettrémieux. — Xanthopsie chez un candidat à la sidérose. *Soc. belge d'opht.*, 27 novembre 1904.

Birdsall-Hunt. — Un cas de corps étranger de la conjonctive· *The Journal of opht. oto. and laryng.*, 1er trim. 1893.

Binrbacher. — Eclat de fer logé pendant 25 ans dans l'iris. *Centr. f. Aug.*, août 1885, 228-230.

Bistis. — Cataracte traumatique avec corps étranger dans le cristallin opacifié. *Clinique opht.*, août 1896.

Bjerke. — Une modification du sidéroscope d'Asmus. — Von GRAEFE's *Arch. f. Opht.*, vol. LI, f. 3, décembre 1900, 461.

Blondeau. — Corps étranger de l'orbite (balle de revolver). Radiographie. *Soc. belge d'opht.*, 30 avril 1898.

Borel. — Fragment d'acier du vitreum. *Soc. méd. neufchâte-loise*, 7 décembre 1892.

— Extraction (avec pince) d'un fragment d'acier ayant séjourné 10 jours dans le vitré avec conservation de l'acuité visuelle. *Revue méd. suisse romande*, XIII-2, 19 mars 1893.

Boucheron. — Radiographie d'un grain de plomb dans l'orbite après blessure perforante de l'œil. *Soc. d'opht. de Paris*, 7 décembre 1897.

Bourgeois. — Quelques expertises radiographiques à propos des corps étrangers de l'œil et de l'orbite. *Ann. d'oc.*, 1901, 360.

Brandt. — *La Radiographie*, septembre 1899.

Braunberger. — *De l'utilité et de l'emploi des Rayons X en ophtalmologie*, Th. de Paris, 1903.

Braunstein. — Analyse comparée des méthodes d'extraction des corps étrangers en fer des membranes profondes de l'œil. *Wiestnick opht.*, année XIX, f. 6, novembre-décembre 1902.

— Recherches cliniques et observations sur la valeur relative des différents électro-aimants et sur la double perforation de l'œil par les fragments de fer. *Centr. f. pr. Aug.*, mai 1903, 140.

— Contribution aux opérations à l'aide de l'aimant. *Centr. f. pr. Aug.*, juillet 1903, 199.

Brouner et **Appleyard**. — Extraction des corps étrangers au moyen d'un électro-aimant. *Brit. med. J.*, 1881, p. 594.

Brudenell-Carter. — Corps étranger de l'œil. *Soc. opht. du Roy.-Uni*, 8 juin 1897.

Burck. — Résultats de l'emploi de l'électro-aimant dans l'extraction des corps étrangers de l'œil. *Arch. of opht. and oto.*, 4e trimestre 1893.

Buller. — Corps étranger de la rétine. *Soc. améric. d'opht.*, session annuelle tenue les 20 et 21 juillet 1892, à New-London.

Bunge. — Sidérosis de l'œil. *Congrès international de médecine*, 10e session, Berlin, 1890.

Burgel. — Enlèvement d'une pointe d'acier du bord du cristallin par un électro-aimant. Guérison sans réaction. *Berl. kl. Woch.*, no 44, 1880.

Busse. — Corps étranger intrabulbaire d'un volume extraordinaire. *Klin. Monat. f. Aug.*, 1873.

Cassimatis. — Considérations sur les corps étrangers de l'œil. *Arch. d'opht.*, mars 1905, 162.

Cervera-Torrez. — Corps étrangers de l'œil. *Arch. d'opht.*, août 1896.

Chisolm. — Extraction d'une parcelle de fer du vitré, au moyen de l'électro-aimant. *Transactions of the med. and surg. Faculty of Maryland*, 1884.

Clark. — Localisation des corps étrangers dans l'œil par les rayons Rœntgen. *The amer. X Ray. J.*, St-Louis, 1897, no 1, 18, 19.

Clarke et **Davidson**. — Eclat de fer dans l'œil. — Skiagramme. *Soc. opht. du Roy.-Uni*, 16 mai 1898.

Clavelier. — Extraction d'un corps étranger infecté, implanté dans la cornée et l'iris. — Guérison. *Le Languedoc méd.-chir.*, 10 août 1897.

Coppez. — Blessures et corps étrangers du globe oculaire. *Soc. fr. d'opht.*, 1890, 5, 6, 7 mai.

— Corps étranger ayant séjourné dans un œil depuis 15 ans ; névro-rétinite dans l'autre œil. *Soc. fr. d'opht.*, 11ᵉ session tenue à Paris du 1ᵉʳ au 4 mai 1893.

— Corps étranger métallique ayant séjourné 32 ans dans l'œil sans entraîner des phénomènes sympathiques. *Soc. belge d'opht.*, 20 avril 1899.

Coppez et Gunzbourg. — Contribution à l'étude des corps étrangers magnétiques intra - oculaires. *Soc. belge d'opht.*, 26 novembre 1899.

— Contribution à l'étude du diagnostic et du traitement des corps étrangers magnétiques intra-oculaires. *Arch. d'opht.*, 1900, 466.

Cowl et Lehmann. — *Centr. f. Aug.*, octobre 1902.

Cramer (E.)— Nouvelle contribution à l'évolution clinique des fragments métalliques intra-oculaires. *Zeit. f. Aug.*, février 1902, 144.

— La guérison de la sidérose oculaire. *Kl. Monat. f. Aug.*, juin 1905, 757.

— *Kl. Monat. f. Aug.*, juillet 1902, 48.

Dahfeld. — La découverte des corps étrangers de l'œil à l'aide des Rayons X. *Deutsche med. Woch.*, 29 avril 1897.

Dariex. — Perméabilité de l'œil aux Rayons X. *Soc. d'opht. de Paris*, séance du 3 mars 1896.

Davidson. — Los rayons X en ophtalmologie. *Ass. méd. britannique*, 66ᵉ session annuelle tenue à Edimbourg le 27 juillet 1898.

— Les skiagrammes stéréoscopiques des corps étrangers de l'œil et de l'orbite. *Soc. opht. du Roy.-Uni*, séance du 26 janvier 1899.

Decker. — Crampe de l'accommodation provoquée par des corps étrangers, séjournant depuis 6 ans dans le vitré sans provoquer d'autres phénomènes d'irritation. *Kl. Mon. f. Aug.*, décembre 1890, 501.

Dehnig. — Observations expérimentales sur un phénomène non encore décrit des corps étrangers de la chambre antérieure. *Soc. physico-méd.de Wurtzbourg,*séance du 7 mai 1896.

Deutschmann. — Extraction d'un corps étranger du vitré avec un fort électro-aimant. *Beit. z. Aug.,* Hamb. u. Leipz., janvier 1894.

Dixon. — Appareil servant à la localisation des corps étrangers de l'œil et de l'orbite. *Arch. of opht.,* vol. XXXVI, n° 3, 267.

Dœany. — Deux cas de corps étrangers du globe. *Arch. of opht.,* vol. XXX, n° 1, p. 10.

Dubus. — *Emploi de l'électro-aimant dans la chirurgie oculaire.* Th. de Paris, 1889.

Dujardin. — Extraction avec l'électro-aimant d'un éclat de fer logé dans la chambre antérieure de l'œil. *J. des soc. méd.* Lille, 1896, p. 337-341.

Edelmann (Th.) — Recherches sur les meilleures formes de l'électro-aimant oculaire du Dr Schlösser. *Kl. Monat. f. Aug.,* mai-juin 1903, 433.

Feilke. — Extraction d'un éclat de fer du cristallin avec conservation de cristallin. *Arch. f. Aug.,* t. XLVIII, 1903, 242.

Feldhaus. — L'histoire des opérations oculaires à l'aide de l'aimant. *Centralb. f. pr. Aug.,* mai 1903, 138.

Fehr. — Contribution aux opérations magnétiques. *Centr. f. pr. Aug.,* vol. XXVII.

Ferri. — Extraction d'un éclat de fer par l'électro-aimant. Pince électro-magnétique. *Annali di ottalmologia,* année XX, f. 5.

Fraenkel. — Extraction d'une parcelle de fer du vitré par section de la sclérotique et emploi de l'aimant. *Centr. f. pr. Aug. von Hirschberg,* février 1880, 31,38.

Franke. — Des corps étrangers dans la chambre antérieure et dans l'iris. ALBRECHT von GRAEFE's *Arch. f. Opht.,* t. XXX, f. 1, 211-242.

— Contribution à l'étude des corps étrangers métalliques intra-oculaires. *Centr. f. pr. Aug.*, décembre 1901, 353.

Fridenberg. — La localisation des corps étrangers dans les yeux humains par les rayons X. *Med. Rec.*, New-York, 1897, LI, 694.696.

Friedmann. — Sur l'emploi des rayons de Rœntgen pour la détermination des corps étrangers. *Kl. Monat. f. Aug.*, octobre 1897, 340.

Frœlich. — Un électro-aimant. *Kl. Monat. f. Aug.*, janvier 1881.1.3.

— Changement de pôle dans l'emploi de l'électro-aimant ; aiguille magnétique comme adjuvant du diagnostic. *Kl. Monat. f. Aug.*, avril 1882, 105, 110.

— Extraction par l'électro-aimant d'un éclat de fer du vitré ; acuité visuelle presque complète. *Kl. Monat. f. A.*, août 1885, 349-351.

Fromagelli. — Corps étranger intra-oculaire ; accès épileptiforme ; énucléation, guérison. *Annali di ottal.*, XVIII° année, f. 3,4,5,6.

Fromaget. — Eclat d'acier ayant séjourné 8 jours dans le vitré extrait par l'électro-aimant. *Soc. de méd. et de chir. de Bordeaux*, 11 avril 1905.

Foveau de Courmelles. — Les Rayons X en optique et en ophtalmologie. *Rev. d'opht.*, janvier et février 1899.

Galezowski. — Corps étranger dans le cristallin. *Ann. d'ocul.*, 1865, 201.

— Extraction des corps étrangers métalliques de l'œil au moyen d'un aimant. *Recueil d'opht.*, novembre 1885.

— Des rayons X en ophtalmologie. *Recueil d'opht.*, février 1897.

Gallemaerts. — Corps étrangers métalliques intra-oculaires ; diagnostic. *Congrès international de méd.*, 10° session, Berlin, 1890.

— Recherches des corps étrangers ayant perforé le globe oculaire, au moyen du magnétomètre de Gérard. *Soc. franç., d'opht.*, 12° session, tenue à Paris du 7 au 10 mai 1894.

Galtier. — Radiographie d'un œil blessé par un plomb de chasse. *Soc. d'opht. de Paris*, 7 décembre 1897.

Gazis. — Corps étranger enclavé entre l'iris et la cornée. — Extraction à l'aide d'un aimant. — Guérison. *Rec. d'opht.*, Paris, 1890, 3ᵉ s., XII, p. 638.

Gelpke. — Une intéressante extraction à l'aide de l'aimant. *Centr. f. Aug.*, novembre 1895.

— Sur la valeur diagnostique des gros électro-aimants. *Kl. Monat. f. Aug.*, juillet 1902, 32.

Gillmann. — L'emploi de l'électro-aimant en pratique oculaire. *J. ann. m. Assoc.*, Chicago, 1894, XXII, 867-870.

Giraud-Teulon. — *Dict.* DECHAMBRE.

Glaunig. — Fragment de fer dans le segment antérieur du globe. *Arch. of Opht.*, vol. XXXV. nᵒˢ 2 et 3, p. 192.

Goldschmidt. — Sur l'extraction des corps étrangers de l'œil avec l'électro-aimant. *Deut. med. Woch.*, Leipz. u. Berl., 24 janvier 1895.

Goldzieher. — Eclats de fer dans l'œil et deux cas de crypto-sarcome de la choroïde. *Centr. f. pr. Aug.*, novembre 1901.

Gonello. — *L'électro-aimant dans l'extraction des corps étrangers de fer dans l'intérieur de l'œil*, Pisa, E. Spœrri, 1888, 109.

Gonin. — A propos du diagnostic des corps étrangers du fond de l'œil. *Soc. vaudoise de médecine*, 1ᵉʳ juillet 1905.

Gordon Norrie. — Le diagnostic de la présence d'éclats de fer dans l'œil. *Ugeskrift for Laeger*, nᵒ 17, 1900.

Grossmann. — Extraction d'un corps étranger en fer de l'intérieur de l'œil par l'aimant. *Wien. med. Bl.*, 1887, X, 1551.

Haab. — Emploi de l'électro-aimant fort pour l'extraction des corps étrangers d'acier. *Soc. opht. d'Heidelberg*, 27ᵉ sess., tenue du 7 au 10 août 1892.

— Un nouvel électro-aimant pour extraire les éclats de fer séjournant dans l'œil. *Beitrage zur Aug.*. janvier 1894, XIII, 68,96.

— Extraction d'éclats de fer par des aimants puissants. *Soc. opht. d'Heidelberg*, 29ᵉ session, tenue du 5 au 7 août 1895.

— Sur l'emploi du grand électro-aimant pour l'extraction des corps étrangers métalliques intra-oculaires. *Zeit. f. Aug.*, décembre 1902, 587.

— L'extraction des corps étrangers du globe *Ass. méd. américaine*, sect. d'opht., 1902.

Haab et Monthus. — *Atlas manuel de chirurgie oculaire.*

Haltenhoff. — Corps étranger de l'œil. *Soc. méd. de Genève*, 1er juillet 1891.

Hans-Hemmi. — *Observations cliniques sur les suites des corps étrangers du corps vitré.* Th. de Zurich, 1897.

Hansell. — Corps étranger du globe. *Soc. méd. de Philadelphie*, sect. d'opht., 1897.

Hardy. — Des corps étrangers de l'œil et des services que peuvent rendre les électro-aimants au diagnostic et au traitement. *Boston med. and surg. J.*, 10 mars 1881.

— *Compte Rendu*, Amsterdam, 1900, p. 123.

Harlan. — Eclat de fer dans le globe oculaire. *Soc. méd. de Philadelphie*, séance du 17 janvier 1899.

Hazewinkel (La Haye). — Un cas de sidérosis bulbi. *Soc. néerl. d'opht.*, 23e session, tenue à la Haye le 7 juin 1900.

Heckel. — Un cas d'extraction réussi d'un éclat d'acier. *Arch. of Opht.*, vol. XXIV, no 3, 1896.

Hertel. — Siderosis du globe oculaire. Von GRAEFE'S *Arch. f. Opht.*, vol. XLIV, f. 2, 283.

— Sur le diagnostic des éclats de fer intra-oculaires par un sidéroscope perfectionné ; action d'autres métaux sur l'aiguille aimantée. Von GRAEFE'S *Arch. f. Opht.*, vol. LX, f. I, 17 février 1907, 127.

Hildebrand. — 66 applications de l'aimant avec extraction de 53 corps étrangers de l'intérieur. de l'œil. *Arch. f. Augen.*, vol. XXIII, p. 278-322, 1891.

Hillemans. — Sur les blessures oculaires et la protection des yeux dans l'industrie de l'acier et du fer. *Kl. Monat. f. Aug.*, octobre 1903, 301.

Hippel (V.). — De la sidérose du globe et des rapports exis-
tant entre la pigmentation sidérotique et hématogène. AL-
BRECHT VON GRAEFE's *Arch. f. Opht.*, t. XL, f. 1.

— Sidérosis du bulbe et de la cornée. *Soc. opht. d'Heidelberg*,
28ᶜ session, tenue du 7 au 9 août 1892.

Hirschberg. — Sur l'extraction des particules de fer de l'intérieur de l'œil. *Berliner kl. Woch.*, n° 5, 1883.

— *L'électro-aimant en ophtalmologie.* Leipzig, Veit et Cie, 1885.
Deut. med. Zeit., Berlin, 1886, VII, 245, 247.

— Application de l'électro-aimant en ophtalmologie. *Arch. f.
Opht.*, 1890, XXXVI, 37, 98.

— De l'ablation des éclats de fer implantés dans la rétine.
Deut. med. Woch., nᵒˢ 23 et 25, 1894.

— *L'application de l'électro-aimant en ophtalmologie.* Leipzig,
1899.

— Sur les opérations avec l'électro-aimant et sur la double
perforation du globe oculaire par un éclat de fer. *Centralb.
f. pr. Aug.*, janvier 1903, 9.

— Un nouvel électro-aimant géant. *Centr. f. pr. Aug.*, juin
1904, 176.

— Corps étranger du cristallin. Cécité par hypertonie. *Centr.
f. pr. Aug.*, février 1905, 41.

— L'opération de l'électro-aimant chez l'enfant. *Centr. f. pr.
Aug.*, septembre 1905, 265.

Hirschberg et Ginsberg. — Un cas d'atrophie du globe oculaire après application de l'électro-aimant de Haab. *Centr. f.
pr. Aug.*, octobre 1900.

Hodges. — *Corps étranger dans la cornée et dans l'iris.*

Holt. — *Soc. amér. d'opht.*, session annuelle tenue à Washington les 23 et 24 septembre 1891.

— L'extraction du corps vitré des éclats d'acier et de l'électro-
aimant. *Soc. amér. d'opht.*, 29ᶜ session annuelle, tenue à New-
London, 19 et 20 juillet 1893.

Holth (S.). — Corps étrangers oculaires. *Norsk. Mazin. for.
Laegevidenskaben*, 1902, p. 1899.

— Procédé de localisation radiographique des corps étrangers de l'œil et de l'orbite. *Ann. d'ocul.*, 1905, 2, 401.

Horner. — Quatre observations de corps étrangers de l'iris. *Kl. Monat. f. Aug.*, juin, juillet, août, septembre 1863.

Howe. — De l'emploi de l'électro-aimant dans l'extraction des paillettes de fer de l'œil. *The Buffalo med. and surg. J.*, mars 1883.

Hubbell Alvin (A.). — Extraction des corps étrangers en acier situés dans l'intérieur de l'œil au moyen de l'électro-aimant. *Ass. méd. de New-York*, 9e congrès annuel tenu du 15 au 17 novembre 1892.

Hurzeler. — Sur l'application des électro-aimants au traitement des blessures de l'œil par éclats de fer. *Beitrage zur Aug.*, janvier 1894.

Jackson. — Extraction d'un corps étranger à l'aide de l'aimant ; vascularisation anormale du vitré. *Soc. méd.de Philadelphie*, sect. d'opht., février 1898.

Jeulin. — *Etude sur les corps étrangers intra-oculaires et sur l'ophtalmie sympathique consécutive.* Th. de Paris, 1894.

Jocqs et **Fourgs.** — Corps étrangers de l'œil. *La Clinique ophtalmol.*, février 1895.

Jacobi (Joseph). — *Arch. of Opht.*, 1868, B. XIV, Abth.

Johnson. — Corps étrangers inoffensifs dans le globe. *Ass. méd. amér.*, sect. d'opht., session tenue en juin 1893.

— Electro-aimant portatif actionné par le courant de la ville. *Arch. of Opht.*, vol. XXVIII, f. 3, 326.

Jurnistchek. — Electro-aimant à pôle interne. *Zeit. f. Aug.*, novembre 1905, 426.

Karas. — Cas d'extraction d'un éclat de capsule dans le cristallin avec conservation de sa transparence. *Wiestnik opht.*, t. XXI, septembre octobre 1904.

Keown (Mac). — Extraction d'un éclat d'acier du vitré par l'aimant ; recouvrement parfait de la vision. *Brit. med. J.*, London, 1874, I, 800.

— Extraction d'un éclat de fer de l'œil par l'aimant. *Lancet*, London 1878, II, 253.

Kibbe. — Un électro-aimant fonctionnant à l'aide du courant constant de 110 volts de la canalisation publique. *Arch. of Opht.*, vol. XXVIII, f. 2. 148, 1899.

— De l'utilité des Rayons X pour la découverte et la localisation des particules métalliques. *Arch. of Opht.*, vol. XXXI, f. 4. 517.

Kipp. — Extraction de deux éclats de fer situés dans le vitré, opéré par un procédé nouveau à l'aide de l'aimant géant. *Arch. of Opht.*, 1902, vol. XXXI, n° 4, 391, 393.

Klein. — *Extraction d'un éclat de fer logé dans le corps vitré à l'aide de l'aimant.* Clinique du Dr Jany à Breslau.

Knapp. — Parcelle d'acier ayant séjourné 2 ans dans la cornée sans y avoir provoqué d'inflammation.

— Corps étranger implanté dans le fond de l'œil avec conservation des fonctions visuelles.

— Extraction d'éclat de fer avec l'aimant. 27e session annuelle tenue à Washington les 30 et 31 mai 1894.

— Deux cas d'extraction de paillettes de fer du corps vitré. *Arch. f. Aug.*, vol. X, 1, p. 1-8.

— Deux cas de corps étrangers de l'œil. *Arch. f. Aug.*, vol. IX, 2, 224, 229.

Knies (Max). — Extraction d'un corps étranger invisible au moyen de l'aimant. *Kl. Monat. f. Aug.*, janvier 1881, 30, 34.

Krenchel. — L'emploi de l'aimant pour l'extraction des particules de fer de l'intérieur de l'œil. *Nord med. Ark.*, XIV.

Kostenitsch. — Recherches anatomo-pathologiques sur les traumatismes de l'œil dus à des fragments de capsule. ALBRECHT VON GRAEFE'S *Arch. f. Opht.*, vol. XXXVII, f. 4.

Koster (W.). — L'emploi des électro-aimants en ophtalmologie. *Soc. néerl. d'opht.*, 19e session tenue à l'hôpital de l'Université de Leyde le 2 juin 1901.

Kraus. — Perforation double des parois du globe par un éclat de fer. — Visibilité des procès ciliaires. *Zeit. f. Aug.*, XI, 481.

Krauze. — Contribution à la casuistique des corps étranger fixés au fond de l'œil. *Centr. f. pr. Aug.*, avril 1881, 105, 111.

Krebs. — Un électro-aimant. Extraction des corps étrangers du vitré. *Illust. Monatschr. d'Arztl. Polytech.*, Bern, 1882, IV, 277.

Laas. — Ophtalmie sympathique malgré l'introduction d'iodoforme après une blessure septique par éclat de fer. *Kl. Monat. f. Aug.*, avril 1903, 401.

Lagrange. — Corps étranger ancien de l'œil. *Ann. de la policlinique de Bordeaux*, novembre 1894.

— Corps étranger de l'orbite. — Radiographie. *Soc. de méd. et de chir. de Bordeaux*, session du 10 février 1899.

Landmann. — De l'effet des corps étrangers aseptiques introduits dans l'œil. ALBRECHT von GRAEFE's *Arch. f. Opht.*, t. 28, f. 2, 153, 236.

Lanflesberg. — Des corps étrangers logés dans l'œil. *Kl. Monat. f. Aug.*, septembre 1881 et septembre 1882.

Lanstheere (de). — Contribution à l'étude des corps étrangers dans le cristallin. *Presse méd. belge*, 18 octobre 1896.

Laws. — Eclat d'acier dans le vitré durant 18 mois. *Soc. d'opht. du Royaume-Uni*, session du 9 décembre 1897.

Lawson. — Perte de l'œil gauche par pénétration dans son intérieur d'un fragment de capsule à percussion. — Inflammation du moignon plus de 7 ans après la blessure. — Ophtalmie sympathique de l'œil droit. *Ophthalmic hospital Reports*, t. V, 1re partie, janvier 1866.

Leber. — De l'action des corps étrangers entrés dans l'intérieur de l'œil. *Congrès périodique internat. des sc. méd.*, 7e session, Londres, 4 août 1881.

— Zei Entstehung der Entzündung med. die Wirkung der Entzündung Errigenden Schadlichkeiten. Leipzig, 1891, 226.

— Observation sur l'effet produit par des fragments métalliques ayant pénétré dans l'œil. ALBRECHT VON GRAEFE's *Arch. f. Opht.*, t. XXX, f. 1, 243, 258.

Lebrun. — Corps étranger dans l'iris. *Institut opht. du Brabant*, 1870.

Legros. — A propos de deux cas de corps étrangers intra-oculaires. *La Presse méd. belge*, 18 décembre 1892.

Leplat. — Extraction d'un éclat de fer conservé pendant 5 ans dans la chambre antérieure. *Ann. de la Soc. méd.-chir.*, Liège, novembre 1891.

Lewkowitsch. — Rayons X en chirurgie oculaire : une nouvelle méthode pour l'application des rayons X pour déterminer la présence et le siège des corps étrangers de l'œil. *The Lancet*, 1896, 11, 452, 454.

Linde (Max). — Electro-aimant de Haab ou de Hirschberg. *Centr. f. pr. Aug.*, janvier 1899.

— Les tramways électriques et le sidéroscope d'Asmus. *Centr. f. pr. Aug.*, 1898, 262.

Lippincott. — Extraction d'un corps étranger de l'œil avec l'aide des rayons X. *Pittsburg med. Rev.*, 1897, XI, 1893.

Little. — Extraction d'un éclat de fer du cristallin par l'électro-aimant. *Opht. Rev.*, London, 1881, 82,1,243.

Lloyd Owen. — Extraction par l'électro-aimant d'une paillette de fer implanté dans le vitré. *British Med. J.*, 26 juin 1881.

Mackenzie-Davidson. — Localisation des corps étrangers dans l'œil et dans l'orbite par les rayons X. *Soc. opht. du Roy.-Uni*, séance du 27 janvier 1898.

Mandelstamm. — Elimination d'un corps étranger ayant séjourné dans l'œil pendant 4 ans sans amener d'affection sympathique. *Petersb. med. Woch.*, 1881.

Marbourg. — Extraction d'un éclat d'acier au moyen de l'électro-aimant. *The opht. Record*, avril 1893.

Martin. — Corps étranger métallique de l'œil. *Soc. de méd. et de chir. de Bordeaux*, session du 23 mars 1906.

Mosler. — *Extraction par l'aimant des corps étrangers de l'œil*, Inaug. Diss. Tübingen, 1896.

Mayweg. — Sur les opérations avec l'électro-aimant. *Kl. Monat. f. Aug.*, juillet 1902, p. 1.

Mazet. — Corps étranger fixé sur la rétine. *Soc. de méd. de Marseille*, session du 24 janvier 1902.

Mellinger. — *Ueber die Magnet extraktionem an der Basler ophthalmologischen Klinik*, Inaug. Diss. Basel, 1887.

— Der Innenpol magnet. *Bericht d. X. internat. ophthalmologen 'Kongresses*, Luzern, 1904, c. 193.

Ménacho. — Corps étranger intra-oculaire. *Soc. opht. hispano-américaine*, 2e congrès Madrid, 15-18 mai 1905.

Meyer. — Un cas d'extraction d'un morceau de fer intra-oculaire à l'aide de l'aimant. *Ann. d'ocul.*, 1892, t. 107, 189.

— Eclat métallique dans l'humeur vitrée extrait par l'électro-aimant. 3e *Congrès annuel Paris*, 4e séance du 29 juin 1885.

Minor. — Zwei Fallen Beseitigung eines Stahlsplitters aus des Auge durch das Magnet. *Arch. f. Aug.*, Wiesb. 1886-1887, XVII, 401.

Morax. — Corps étranger métallique du cristallin. — Extraction avec l'électro-aimant. — Guérison sans cataracte. *Ann. d'ocul.*, 1905, 1,127.

— *Précis d'ophtalmologie*, 339.

Natanson. — Extraction d'un éclat de fer du cristallin. *Soc. des oculistes de Moscou*, séance du 27 mars 1902.

Neese. — Contribution à l'emploi de l'aimant dans la pratique oculaire. *Arch. f. Aug.*, vol. XVIII, f. 1.

Netthleship. — Extraction d'une parcelle de fer par l'électro-aimant. *Soc. opht. du Roy.-Uni*, 10 décembre 1885.

Neuburger. — Contribution à la casuistique du sidérosis bulbi. *Kl. Monat. f. Aug.*, avril 1903, 396.

Nicati. — Extraction des corps étrangers de la profondeur de l'œil par l'électro-aimant. *Marseille méd.*, 1897, 34, 175.

Nobele (de). — Sur les plaies de l'orbite par pénétration de corps étrangers. *Bulletin de la Soc. de méd. de Gand*, août 1895.

Nobes. — Deux extractions à l'électro-aimant de Jang. *Deut. med. Woch.* Berlin, 1886, XII, 378.

Noyes. — Cas de corps étrangers dans le vitré. *Compte rendu* des séances de la Soc. amér. d'opht., 7e session annuelle, New-York, 1870.

Oliver. — Expulsion spontanée d'un corps étranger du globe. *Soc. opht. de l'Hôpital Wills à Philadelphie*, séance du 11 mars 1901.

— Corps étranger du cristallin et cristaux de cholestérine. *Ann. d'oc.*, t. CXX, 389.

Oppenheimer. — Un cas d'extraction de corps étranger du vitré. *Méd. Rec.*, no 1, 1880, XVIII, 540.

Pagenschtecher. — Deux cas d'extraction de corps étrangers du vitré. *Arch. f. Aug.*, 1880-1881, X. 234-239.

Perles (Max). — Casuistique des corps étrangers de l'œil. *Berl. kl. Woch.*, 1894, no 28.

Perlmann. — Sur la sidéroscopie. *Zeit. f. Aug.*, novembre 1904, 651.

Pflüger. — Indications de l'emploi de l'électro-aimant. *Kl. Monat. de Zehender*, août 1888, 285.

Pierd'houy. — Un cas d'insuccès dans l'usage de l'électro-aimant. *Gaz. deggli ospitali*, no 54, 1885.

Pooley. — Corps étrangers dans l'œil reconnus à l'aide du rétrécissement du champ visuel. *Transactions of the american opht. Society*, 7e congrès annuel, 1870, New-York.

— La démonstration et la localisation de particules d'acier et de fer dans l'œil, au moyen des indications fournies par l'aiguille aimantée. *Arch. f. Opht.* New-York, 1880, IX, 255.

Poplawska (**Mlle Stanislawa**). — L'étiologie des inflammations survenant dans les yeux contenant un corps étranger. *Arch. of Opht.*, vol. XXI, no 1.

Pouzol. — *Contribution à l'étude du diagnostic des corps étrangers de l'œil et de l'orbite. Emploi des rayons X et du sidéroscope.* Th. de Bordeaux, 1902-1903, no 118.

Praun. — *Les traumatismes de l'œil.* Bergmann, Wiesbaden, 1899.

Prout. — Extraction d'un éclat de fer dans le corps vitré. ALBRECHT VON GRAEF'S *Arch. f. Aug.*, Bd. X. H. 3, p. 329.

Purtscher. — Contribution à l'étude de la valeur de l'extraction par l'aimant. *Centr. f. pr. Aug.*, avril 1895.

Quaglina. — Cas remarquable de corps étranger dans le cristallin. *Annali di ottal.*, 2ᵉ année, p. 2 et 3, décembre 1872.

Rabel. — Extraction d'un éclat de fer de l'œil au moyen de l'électro-aimant. *Centr. f. pr. Aug.*, août 1885, p. 237.

Rauly. — Extraction suivie de succès des corps étrangers par un aimant, avec des pôles flexibles et libres. *Lancet clinic*, mars 1906.

Rheindorf. — Extraction d'un corps étranger par l'aimant. *Kl. Monat. f. Aug.*, juin 1881, 244-247.

Ring. — L'application des Rayons X au diagnostic des corps étrangers du vitré. *Codex méd.*, Philadelphie, 1896-1897, III, 91 93.

Risley. — Extraction d'un éclat de fer situé dans la région ciliaire. *Soc. méd. de Philadelphie*, sect. d'opht., séance du 18 octobre 1898.

Roberts. — Corps étranger intra-oculaire. *Soc. clinique de Manchester*, 17 novembre 1890.

Rocafull Diaz. — Corps étranger de l'intérieur de l'œil. *Cron. oft.*, août 1881.

Rogman (Gand). — Sur la curabilité de la sidérose de l'œil. Communic. faite à la *Soc. belge d'opht.*, séance du 27 novembre 1904.

Rohmer. — Extraction des corps étrangers métalliques du segment postérieur de l'œil à l'aide de l'électro-aimant. *Ann. d'ocul.*, 1896, 1, 161.

— *Encyclopédie française d'opht.*, t. IV, 705, 806.

Rosenmeyer. — Fragments d'acier dans le corps vitré. *Centr. f. pr. Aug.*, août 1895, 225.

Roy. — Obs. d'un corps étranger dans la choroïde et la rétine avec conservation d'une bonne vision. *The opht. Record*, décembre 1892.

Sacher. — Extraction par l'aimant d'une parcelle de fer sans formation de cataracte. *Zeit. f. Aug.*, octobre 1902.

Salva. — Extraction des corps étrangers métalliques du vitré. *Ann. de l'Université de Grenoble*, 1900, 535.

Santos Fernandez. — Corps étranger de la chambre anté-rieure. *Cr. oft.*, mars 1882.

Samelsohn. — Contribution à la méthode d'extraction par l'électro-aimant. *Centr. f. pr. Aug.*, juin 1881, 173, 177.

— Enlèvement d'une pointe de fer du cristallin par un électro-aimant. *Berl. kl. Woch.*, n° 44, 1888.

Sandford. — Ablation d'un corps étranger siégeant dans l'œil depuis 5 ans. *Soc. opht. du Roy.-Uni*, 9 mars 1893.

Shermann. — L'électro-aimant pour l'extraction des corps étrangers de l'œil. *Med. Rec.*, New-York, 1895, 48-212.

Schiess-Gemusens. — Deux cas d'extraction du corps étran-gers par l'électro aimant. *Kl. Monat. f. Aug.*, décembre 1881, 458-465

Schirmer. — Est-ce qu'il est sans danger de placer un électro-aimant puissant au niveau de l'œil ? *Deut. med. Woch.*, 3 mai 1894, 393.

— Extraction d'une particule de fer au moyen de l'électro-ai-mant. *Deut. med. Woch.*, n° 47, 1882.

Schlosser. — Corps étrangers métalliques intra-oculaires. *Soc. méd. de Munich*, séance du 11 janvier 1893.

— Extraction des corps étrangers de fer ou d'acier. *Soc. opht. d'Heidelberg*, 28e session, tenue du 7 au 9 août 1893.

Schmidt-Rimpler. — Die Anwendung Starker El. M. Zam Herausziehen von Eisensplittern ans dem Auge. *Berl. kl. Woch.*, 1895, XXXII, 670, 675.

Schulter. — *Des opérations par l'aimant à l'œil*, Dissert. Inaug. Riel, 1896.

Schütz Holzhausen. — *Sur l'extraction des corps étrangers intra-oculaires par l'électro-aimant*, Th. inaug. de Strasbourg, 1896.

Schwazbach. — Electro-aimant en ophtalmologie. *Austral. med. Gaz.*, Sydney, 1887, VII, p. 57.

Schweinitz (de). — Un cas de corps étranger localisé par

les rayons X. — Extraction, etc... *Ann. J. M. Sc.*, Philadelphie, 1897, 113, 564, 570

— Extraction d'un éclat d'acier situé dans le corps ciliaire. *Collège méd. de Philadelphie*, sect. d'opht., séance du 16 février 1897.

Scimani. — Sur l'action des corps étrangers dans l'œil. *Rivista Internazionale*, n° 1, 1887.

Sedan. — Note sur un corps étranger du cristallin. *Rec. d'opht.*, décembre 1885.

— Sur la tolérance de l'œil pour les corps étrangers. *Rev. d'ocul. du S.-O.*, n° 12.

Seggel. — Une nouvelle observation d'éclat d'acier séjournant plusieurs années dans l'iris. — Enlèvement par l'iridectomie. — Bonne acuité visuelle. *Kl. Monat. f. Aug.*, juillet 1890.

Sinclair. — *Electro-aimant en chirurgie oculaire avec cas illustrés.* Memphis, S. T. Toofand C°, 1887.

Snell. — *L'électro-aimant et son emploi en chirurgie oculaire,* 1 vol. in-8°, Londres, Churchill, 1883.

— De l'emploi des aimants et des électro-aimants pour les paillettes de fer et d'acier de l'intérieur de l'œil. *British med. J.*, 28 mai 1881.

— Corps étrangers logés profondément dans l'œil avec conservation de la vision. *Soc. opht. du Roy.-Uni*, 4 juin 1835.

— Corps étranger du cristallin. *Sod. méd.-chir. de Sheffield*, 17 décembre 1891.

— Extraction d'éclats de fer à l'aide de l'électro-aimant. *Soc. opht. du Roy.-Uni*, 9 juin 1897.

Spicer et Callau. — L'électro-aimant de Haab. *British med. J.*, 18 janvier 1902, 131.

Stevens. — Extraction, suivie de succès, d'un corps étranger ayant pénétré jusqu'à la rétine, exécutée avec le secours de l'ophtalmoscope. *Soc. opht. amér.*, 11ᵉ session annuelle, juillet 1875.

Sulzer. — Remarques sur l'adaptation de l'électro-aimant pour l'extraction des éclats de fer logés dans l'intérieur de l'œil. 11ᵉ *Congrès intel nat. des sc. méd.*, tenu à Rouen du 29 mars au 5 avril 1894.

Swasey. — Instrument pour enlever les corps étrangers dans l'iris ou la chambre antérieure. *Med. Rec.*, 10 février 1894.

Sweet. — La localisation exacte des éclats métalliques logés dans l'œil à l'aide des rayons X. *Arch. of Opht.*, vol. XXVII, f. 4, 377.

Tacke. — *Soc. belge d'opht.*, 27 novembre 1900 (Discussion).

Tatham-Thompson. — Extraction à l'électro-aimant d'un fragment d'acier implanté dans la rétine. *The Lancet*, 24 octobre 1891.

— Ablation d'un fragment d'acier du corps vitré. *Soc. opht. du Roy.-Uni*, séance du 9 mars 1893.

Terrien et **Beclère.** — Radiographie et radioscopie (valeur comparée). *Soc. d'opht. de Paris*, 5 décembre 1901.

Terrien. — *Chirurgie de l'œil et de ses annexes* (du « Traité de médecine opératoire et de thérapeutique chirurgicale » publié sous la direction de Berger et Hartmann. Paris, G. Steinheil, 1901).

Terson. — *Chirurgie oculaire.*

— Des corps étrangers du cristallin. *Arch. d'opht.*, mars 1892.

— Corps étrangers ayant séjourné 43 ans dans l'œil. *Revue méd. de Toulouse*, janvier 1870, 12.

Theobald (de Baltimore). — Extraction de fragments d'acier du vitré à l'aide d'un électro aimant. *Soc amér. d'opht.*, session annuelle tenue les 20 et 21 juillet 1892, à New-London.

— Un fragment de fer dans l'œil logé probablement dans le corps ciliaire depuis 10 ans, sans occasionner d'accident. *Trans. of the amer. opht. Soc.*, 18ᵉ session annuelle, Lake George, 26 juillet 1882, 375, 376.

Thomson. — Corps étrangers dans le cristallin. *Collège méd. de Philadelphie*, sect. d'opht., 16 février 1897.

Treacher (Collins). — Résultats de l'examen anatomique de

9 globes dans lesquels des corps étrangers avaient séjourné pendant longtemps. *The opht. Rev.*, mai 1892.

Turk. — Recherches sur les aimants oculaires. *Arch. of. Opht.*, vol. XXXI, n° 2, 141, 147.

Ulry. — Corps étranger métallique du corps vitré extrait à l'aide de l'électro aimant. *Gaz. hebd. des sc. méd.*, 16 janvier 1898.

Valençon. — Diagnostic par les rayons X des corps étrangers de l'œil, extraction par l'électro-aimant. *Gaz. des Hôpit.*, 14 mai 1898.

Valude. — De l'électro-aimant en chirurgie oculaire (extraction ou diagnostic des fragments de fer ou d'acier. *Médecine mod.*, 1896, n° 76.

Van Duyse. — Application des rayons X à la chirurgie oculaire. *Arch. d'opht.*, février 1896, p. 101.

Vaucleroy (de). — Nouvelle contribution à l'étude des corps étrangers magnétiques intra-oculaires. *Journal de Bruxelles*, n°s 47, 48, 49, 50.

Vernon. — Corps étranger ayant séjourné 12 ans dans un œil perdu, sans réaction sympathique sur l'autre œil. *Opht. Hospital Reports*, vol. VI, 4° partie.

Vignes. — Corps étranger du globe oculaire. *Soc. d'opht. de Paris*, 8 janvier 1901.

Vogler. — Corps étranger de l'œil. *Centr. f. pr. Aug. Hirschberg*, mars 1880, 72, 73.

Volkmann. — La théorie de l'électro-aimant. *Kl. Monat. f. Aug.*, janvier 1902, p. 1.

— Un nouvel aimant oculaire. *Kl. Monat. f. Aug.*, mai 1902, 353.

— Sur les essais de la force de traction des électro-aimants utilisés en ophtalmologie. *Kl. Monat. f. Aug.*, juin 1901, 407.

— Sur l'emploi du grand électro aimant pour l'extraction des corps étrangers métalliques intra-oculaires. *Zeit. f. Aug.*, décembre 1902 587.

— Nouvelle forme de mon électro-aimant. *Kl. Monat. f. Aug.*, septembre 1903, 217.

Vossius. — Sur le sidérosis du globe oculaire. *Soc. allemande d'opht.*, session d'Heidelberg du 5 au 7 août 1901.

Wadsworth. — Corps étrangers intra-oculaires en acier. — Extraction. *Trans. of the amer. opht. Soc.*, 25 session annuelle, 1890.

Wagenmann. — Sur les cellules géantes des corps étrangers de l'œil. A*lbrecht* von G*raefe's Arch. f. Opht.*, vol. XLII, 2.

Wagner. — Corps étranger dans le cristallin. *Kl. Monat. f. Aug.*, 1869.

Warlomont. — Corps étranger dans l'œil, accidents consécutifs. *Ann. d'ocul.*, 1866, 2e, 44.

Watson Spencer. — Cas de cataracte traumatique avec présence de corps étranger intra-cristallinien. *Soc. opht. du Roy.-Uni*, mars 1905.

Webster Fox. — *Philadelphia Polyclinic*, janvier 1902.

Wecker (de). — Les corps étrangers migrateurs de l'œil et leur extraction. *Progrès méd.*, septembre 1896, n° 36.

— Fragments d'ophtalmologie (corps étranger de l'œil et de ses annexes). *Ann. d'ocul.*, 1876, t. CXXV, 145.

Weeks. — Ablation d'un fragment d'acier de l'œil par l'électro-aimant. *Arch. of Opht.*, XXVI, 85.

Weiss. — Nouvelle communication sur la démonstration des corps étrangers intra-oculaires au moyen des rayons X. *Kl. Monat. f. Aug.*, octobre 1898.

— Extraction par l'électro-aimant d'un éclat de fer de 4 millimètres de long, logé dans le sphincter irien et traversant la chambre antérieure. *Kl. Monat. f. Aug.*, 1883, 364-367.

Weisz (J.). — Contribution à l'opération de l'extraction par l'aimant, etc .. *Centr. f. pr. Aug.*, janvier 1896.

Wheeloch. — Extraction de corps étrangers par l'électro-aimant. *Fort. Wayne M. Mag.*, 1894, 327-329.

Wicherkiewicz. — Sur la mobilisation des corps étrangers dans le globe oculaire. *Kl. Monat. f. Aug.*, décembre 1904, 559.

Widmark. — Le sidérophone ; un nouvel instrument pour déceler la présence des fragments de fer dans le globe oculaire. 70e session annuelle de l'*Association méd. britannique*, tenu à Manchester du 29 juillet au 1er août 1902.

Willard. — Extraction d'un éclat d'acier du vitré avec un aimant improvisé. *Ann. opht. and otol.*, Saint-Louis, 1896, V. 530-532.

Wolfberg. — Extraction d'un corps étranger avec l'aimant. *Kl. Monat f. Aug.* Stuttg., 1887, 281-288.

Wood. — Extraction à l'électro-aimant d'une pièce d'acier du vitré de l'œil. *Chicago med. Rec.*, 1891, I, 128-131.

Wuillomenet. — Les Rayons X dans l'œil. *Soc. d'opht. de Paris*, séance du 5 avril 1898.

Yvert. — De l'extraction des corps étrangers du globe de l'œil (morceaux de-fer ou d'acier) au moyen de l'aimant. *Recueil d'opht.*, septembre 1882.

Zahl. — *Sur l'utilité de l'emploi du magnétisme pour l'extraction des particules de fer du globe oculaire ; avec obs. favorable.* Dissert. Greifswald, avril 1883.

Zieminski. — 2 cas d'extraction des corps étrangers de l'intérieur de l'œil à l'aide de l'aimant de Hirschberg. *Przeglad lekarski*, n° 33, 1893.

TABLE DES MATIÈRES

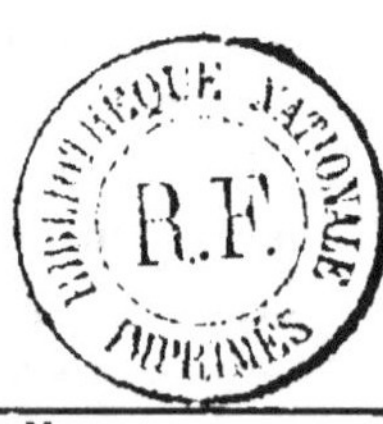